40歳を過ぎると なぜ 健康の話ばかり してしまうのか？

内科・美容皮膚科医／ピン芸人
しゅんしゅんクリニックP

まず「はじめに」

40歳前後で訪れる健康の転機について考えてみた

この企画をいただいたのは２０２３年7月でした。

僕自身が7月2日に40歳を迎えたばかりで、いま一度健康について考え直したい、健康に生きるとは何か？　そんなことをちょうど考えていた折で、そこに突然降ってきた出版の話。願ってもない40歳のプレゼントでした。

はじめまして。医師兼芸人のしゅんしゅんクリニックPと申します。気軽にしゅんＰと呼んでください。シュッ！　医師免許を取った後に吉本興業のお笑い養成所、ＮＳＣに入り、現在は医師として勤務しながらピン芸人としても活動しています。どちらも本業です。仕事は「二刀流」としてがんばっています！

2020年に医者芸人として『しゅんPの病院あるある』という、読むとクスッと笑えるネタ本を出させていただきました。業界関係者の評判は上々で、増刷するなどそれなりに結果を残すことができたのですが、次作は医師であることをメインとして、アラフォー世代の健康についての課題を真面目に考えながら、芸人らしさは残しつつ誰が読んでも意外とためになるエッセイ本が出せたらいいなと思っていました。

編集の方と何度もミーティングを重ね、大まかな内容や道筋が見えてきた10月、母から父が倒れたとの連絡がありました。心筋梗塞でした。心臓を栄養する冠動脈という血管が詰まり発症する危険な病気で、死亡率は40％という報告もあります。幸いにして一命は取りとめ、その後退院しましたが一時はCCU（循環器疾患集中治療室）にも入っており、気が気でない状況が続きました。安堵すると同時に、人はいつ病気になるかわからない、そして大きな病気を予防するために生活習慣を改善していくことの重要性を、現役の医師ながら改めて再認識しました。

ちょうどこの本の執筆のために、将来の脳卒中や心臓病のリスクをいかにして下げるかということを勉強し直していた最中でもあったので、余計に身に染みたのかもしれません。このときに強く感じたのは、命は自分だけのものではないということ、命にかかわるような大病を患うと周りの人を悲しませるということ、です。もちろん自分自身が苦しくなるのもつらいですが、周りの人をつらくさせるという苦しみもあるとわかりました。

病気の話は暗くなりがちなのでここまでにして、笑えるくらいに心と身体の衰えに関連する失敗も増えていくのが30代後半~40代、いわゆるアラフォー世代です。年を取ると病や健康についての話ばかりになるといわれますが、それもそのはず。立ち上がるときに「ヨイショ」とか、ひと仕事終えると「あ~疲れた~」とか、少し身体をひねると「アイタタタ……」とか、若いときには言いたくなかった無意識の独り言も増えていっている気がしますし、そもそもベストコンディションといえる日がどんどん減っているじゃないか！……と、僕も老いをリアルに感じます。

いや、自覚できればまだましかもしれません。芸人としても、医師としても、アラフォー世代の方と接する機会がたくさんあります。彼らの中には、衰えや病気と向き合うのを極力回避して、対外的には我慢したりカッコつけたりごまかしながら健康なふりをして、どんどん病気のリスクを高めている方も多いことがわかりました。

僕も医師のはしくれだから放っておけません。そんな同世代の助けになりたい！と思うようになったのです。


もちろん、すべての年代において健康を考えるのは大切なことです。

そのうえで誤解を恐れずに言うと、経済的にも体力的にも余力のあるアラフォー世代は、価値観や生活習慣を改善するのに絶好のターニングポイントともいえます。

とはいえ、簡単で、気軽に始められるものでないと全く響かない&続かない頑固者が多いということもわかっています。なんせ同世代ですから！

この本が、多くの方の健康を見直すきっかけになることを心から願いつつ、今日も僕は医者に芸人に、パパに「三刀流」で精いっぱい日々を生きまシュッ！

目次

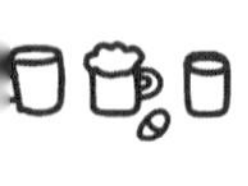
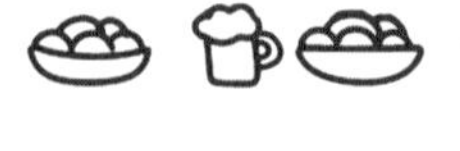
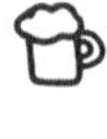
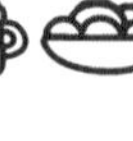
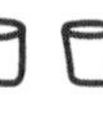
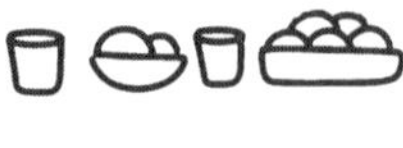
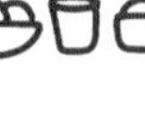
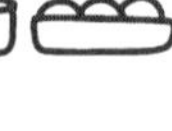
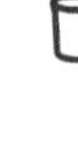
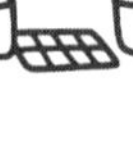
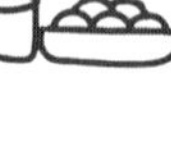
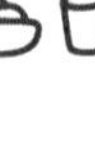

第2章　乱れた生活習慣の転機予報

第3章　耳をすませば聴こえてくる心の声

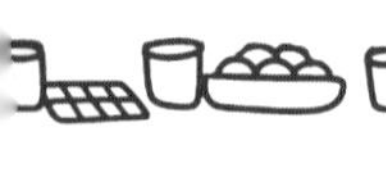

第4章　外見コンプレックスからの解放

第１章

僕らが
健康なふりを
やめる理由

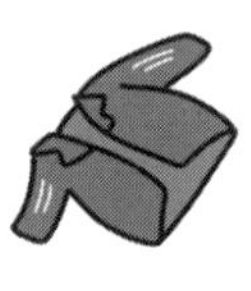

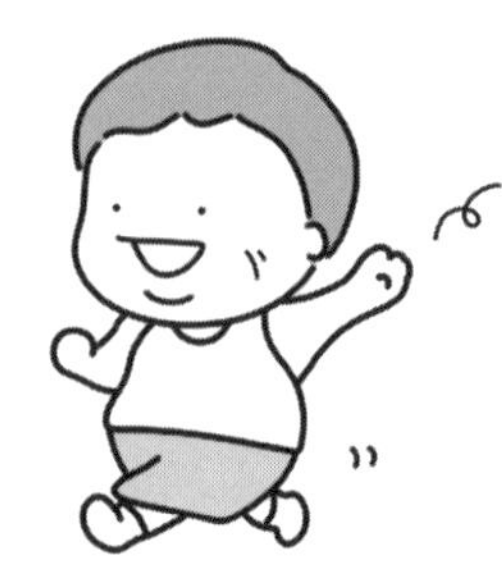

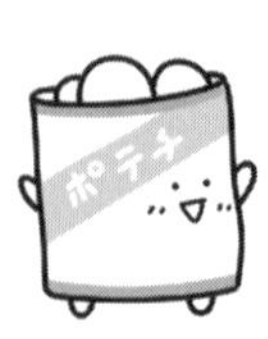

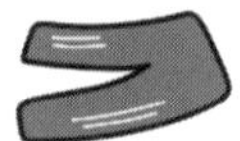

気がつけば芸人の楽屋が健康の話ばかりになっていた

四十不惑。40歳にもなると自分の生きてきた道に自信を持ち、迷いがなくなりました。なんてことはなく、いまだにずっと迷ってばかりの日々です。

かつての渋谷のヨシモト∞ホールは吉本の若手の登竜門として芸人たちがランキングバトルで精を出す劇場でした。しかし、今では芸歴10年を超える、若手と中堅の間にいる芸人も多数出ていて平均年齢もだいぶ上がってきた印象です。そんな僕も40代に差しかかり、気づけば楽屋での話題が「身体」に関する話ばかりになりました。若いときにおじさんたちが言っていた〝病気や健康についての話ばかりになる〟は本当でした。アラフォー中年はみんな、**自分の身体の変化については人一倍繊細で敏感なくせに、病院に行くのは怖い。なぜなら絶対に何か病気が見つかるから……と、漠然とした不安を抱えています。**

そんな中、医者である僕は取り急ぎの相談所として周りから何かと頼られがちです。

「健康診断で引っかかったんだけど……」

「人間ドックの数値の見方がわからなくて……」

「生活習慣病ってどんなものがある？」

「心筋梗塞って防げるの？」

「同世代の友人が入院してさ……」


僕は医者として、真面目にアドバイスをするようにしています。というのも以前、先輩芸人から身体の不調について相談されたとき、芸人あるあるの「もしかしてボケを求められている？　そうか、実力を試されているに違いない！」と思い込み、ちょっとふざけて返してみたら地獄のような空気になってしまい猛反省したことがありました。そう、芸人としての笑いは1ミリも求められていなかった……！　まだまだ身体を張る機会の多い**アラフォー芸人たちにとっての健康は、笑ってはいけない死活問題**だったのです。

芸人の悪しき風習として、昔ほどではないにせよ、先輩からはおごってもらえるが誘われたら絶対に断れないという暗黙のルールがあり、不調を来すとわかっていながら深酒して睡眠不足に陥るパターンがあります。若いときは二日酔い程度で済みますが、**40代前後の芸人からは痛風や尿酸値が過剰に高くなる高尿酸血症、肝臓のお悩み相談も多くなってきました。**

一方、タバコは社会的にも禁煙化が進み、加熱式電子タバコのユーザーも増えて、喫煙所でのコミュニケーションも心なしか減ってきたような気がします。禁煙に成功してますますグルメになったり、筋トレを始められたり、身体との向き合い方を変えた芸人が少しずつ増えてきました。『アメトーーク！』や『水曜日のダウンタウン』で禁煙企画をやるくらい、まだ愛煙家も多いですが（お酒とタバコについては第2章に詳しく記載）。

そんな健康ブームと時を同じくして、アラフォー以上の男性芸人の間では〝アンチエイジング〟も流行中です。

たとえば先輩のＮＯＮ ＳＴＹＬＥの井上裕介さんは早かった。ナルシストキャラで話題になった10年ほど前からエステに通う姿をＳＮＳに投稿し、最初こそ「キモい」と炎上していましたが、その美容への飽くなき情熱が本物だとわかったのでしょう、結果的に当時の男性芸人としては珍しく美容系のイベントに呼ばれるまでになっていました。結婚されてからも、奥様とYouTubeで〝美活〟報告などをされています。かまいたちの濱家隆一さんとお仕事でご一緒させていただいたときには、「なぁなぁ、乳歯歯髄液点滴[※1]ってどうなん？」「NMN点滴[※2]ってどうなん？」と美容トークを繰り広げました。濱家さん、美容に興味があるんだ！と、美容皮膚科の医者として働く僕もその情報通っぷりにびっくりしました。

昔ながらの芸人＝破天荒というイメージも魅力的ですが、尊敬する先輩方が先陣を切って健康や美容についてオープンに話してくれるおかげで、僕ら後輩もそれらについて自然と話せるようになり、ネタにもしやすくなっているのだと思います。若手ではレインボー池田直人が本格派の美容芸人として活躍中ですね。めちゃくちゃ参考になるので、良かったらYouTubeをチェックしてみてください。

そういえば、**昔は「昨日、ついつい暴飲暴食しちゃってさー」「2日連続徹夜だよ！」みたいな〝不健康自慢〟をする人がたくさんいました。**そんな自分が「破天荒でカッコいいだろ」とでも言うような勢い。20年前はまだそれがカッコよかったのかもしれませんが、時代は変わりました。今は令和です。「ちょっとイタイひと」と陰口叩かれても仕方ないかもしれません（笑）。一般の方でも思い当たること、ありますよね？

一方で、今は健康食品がスーパーやコンビニに当たり前に並ぶ時代となり、世間的には〝丁寧な暮らし〟が良しとされ、不健康で太りがちな人は日々の摂生や自己管理ができていない人と思われてしまう風潮にあるかもしれません。

今も昔も、少し生きづらさを感じてしまうのは僕だけでしょうか。

ダメな人と思われたくない気持ちや、気合と根性で我慢することを良しとする昭和の美学、それが不調＝取り返しのつかない病気の始まりを他人に言いづらいムードにさせていると、僕は感じています。だから昭和世代のアラフォーは、**なんとなく感じていた不調が実は病気だった**という事実を突きつけられるかもしれない病院から、だんだん足が遠のいてしまうのです。

人間が〝なんとなく感じる不調〟ほど、健康に導くサインはないのに……。

芸人を続けていく上で、僕が意識していることがあります。

それは「自分が面白くないことをしたときにそれを自覚して、初めて面白くなれる」ということ。自分自身の認知（考える・感じる・記憶する・判断するなど）を第三者的な立場から冷静に客観視すること。これを「メタ認知」と言いますが、健康でも同じことが言えると思います。

「老いて身体が不調を来し始めた」事実と向き合い、人は初めて健康になれるはず。だから昭和の悪しき風習から抜けきれないアラフォー世代こそ、勇気を出して健康と向き合って、上・下どちらの世代に対しても良き見本になるべきだと思うのです。

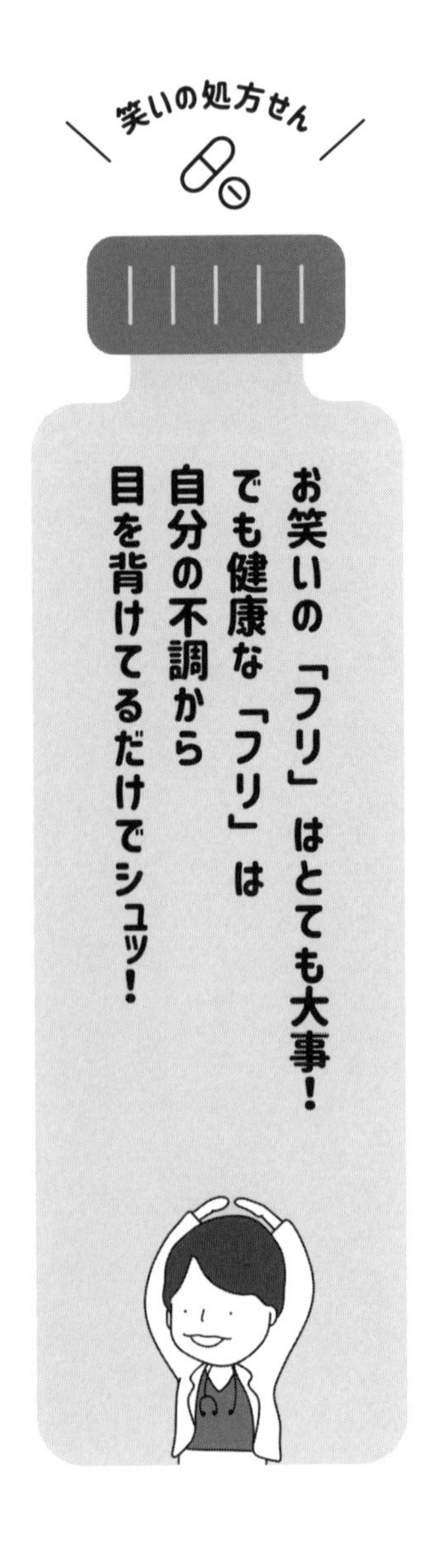

老いて落ち込むか、おおらかになるかで未来が変わる

40代は一般的に、気力や体力が衰え始める世代と言われています。「体力の限界。気力もなくなり引退することになりました」と言った千代の富士は当時35歳です。若い！

僕の周りの同世代の人たちからも**「疲れやすくなった」「無理が利かなくなった」「やる気が出ない」「集中力が続かない」「頭の回転が鈍くなった」「会話で固有名詞が出てこない」**など、愚痴のような悩みのような話を聞くことが増えました。例を挙げるとそれだけでページが埋まってしまうぐらい〝アラフォー健康あるある〟のネタには事欠きません。そして、もちろん僕もご多分に洩れず、若くはないことを実感する日々です……。

職場では責任のある立場を任され、お子さんがいれば養育費も稼がねばなりませんし、さらには親の介護の問題も出始める40代。まだまだ働き盛りであるにもかかわらず、加齢による衰えや将来への不安がヒタヒタと押し寄せ、自分の身体と心をうまくコントロール

できなくなってくることも。そうしたモヤモヤから、うつになってしまう人もアラフォー以降には多いのです。この話は、第3章で触れたいと思います。

そんなモヤモヤの中には、気力も体力も有り余っていた若い頃の自分と比べてしまうことにも一因がありそうです。

僕にも心当たりがあります。たとえば、医学部への進学を目指していた高校時代。猛勉強の末、希望の医学部に合格することができました。このとき発揮した集中力や暗記力というものは流動性知能※3と呼ばれていて、一般に18歳から25歳をピークに、その後は徐々に落ちていき、40代でガクンと下がるという悲しきデータもあります（涙）。

ヨシモト∞ホールのライブに出演していた若手芸人時代は、体力にものを言わせて深夜までネタ作りに励んだり、ライブのフリートークのコーナーでは瞬発力だけで強引に笑いを取りにいったり。スベッたりもしましたけど（笑）、スベることをそこまで恐れずに、たくさんの場数を経験してきました。無邪気だったあの頃に比べると今の自分は、少し保守的になってきている気がします。そんなときに「昔の自分はもう少しできたはず」と、ちょっとだけ寂しくもなるのです。

でも、ネガティブになる必要はありません。40代以降は〝経験〟が武器になりますから。ありがたいことに、僕は医師と芸人という二足のわらじで活動させていただいています。もちろん両立は大変ですが、様々な人と出会い、多様な価値観に触れることで、自分の考え方や表現方法に〝深み〟と〝奥行き〟が生まれたような気がしているんです。

僕にとって医師も芸人もやりたくて始めたことですが、片方の仕事がもう片方の仕事の拠り所になったり息抜きになったりもして、仕事に泣かされる日もあれば、仕事に救われる日もある。大げさに言えば、40代を迎えるまで失敗もたくさんしてきましたが、年齢と経験を重ねてできたのが今の自分だと思うとポジティブになれるのです。

最近では本業・副業という分け方もせず、仕事を複数持つことは珍しくなくなりました。あくまで個人的な意見ですが、リスクヘッジにもなりますし、視野を広げるという意味でも2つ以上やりたい仕事を持つのもオススメです。

また、年齢や身体の変化に自分自身を合わせていくことも必要です。20〜30代の頃と同じように働き続けても、無理が生じるだけと割り切るのが大切。PCやスマホだって、たまに最適化しないとパフォーマンスが落ちます。就寝・起床時間だけでなく、食事の時間や回数だって固定観念にとらわれないほうがいい。

自分にとって心地良い状態とはどういう過ごし方なのかを、一つひとつ数字を見ながら見直していくんです。

無理をしない生き方はもちろん大事ですが、ときに無理をすることが気力アップにもつながるのだから人生は難しいですね。思うように動かない自分を許してあげたりいたわってあげたり、他人に対しても目くじらを立てずに励ましたり、体形だけでなく心もまるく、おおらかになっていくことがアラフォー世代の生き方のコツの気がします。

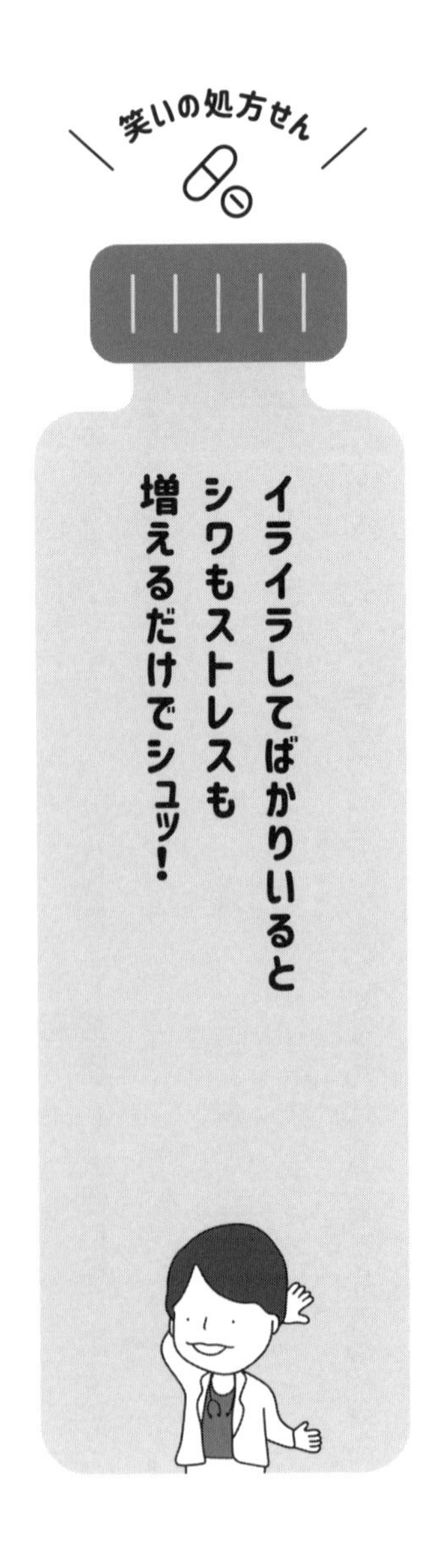

不健康自慢をする中年たちは昭和の価値観にとらわれている

Z世代と言われる若者たちの間で、80～90年代のファッションや音楽が取り入れられたり、デジタル配信から逆行するようにカセットテープが面白がられたり、タピオカミルクティーが流行したかと思えばいつのまにかクリームソーダが再燃していたり、もはやついていくだけでも息切れしそうですが、一周どころか何周か回ってレトロなカルチャーが今イケてるみたいです。しかし、医学の面ではそうも言っていられません。ここで取り上げたいのはハイセンスなカルチャーのことではなく、効率や結果よりも気合や根性、忍耐を良しとする昭和の価値観についてです。僕たちアラフォー世代に知らず知らずのうちに染みついてしまったその価値観を今アップデートしないと、不健康になるだけでなく、どんどん生きにくくなっていくと思います。ということで、突然ですがここでみなさんにチェックしていただきたい項目があります。あなたはいくつ当てはまりますか？

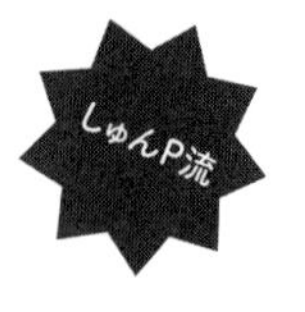

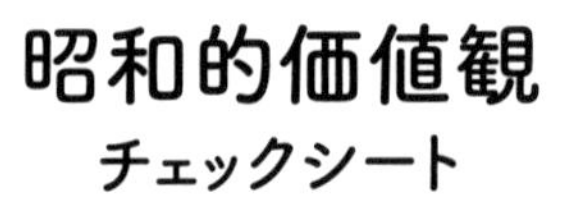

- □ 男性と女性では能力に差があると思う
- □ たいていのピンチは気合と根性で乗り切れる
- □ 男らしさや女らしさを重要視している
- □ 仕事も私生活も変化することに抵抗がある
- □ 若かりし頃の自慢話をよくしてしまう
- □ 体調が悪くてもめったに会社や学校は休まない
- □ お酒の席で生まれる連帯感を大切にしている
- □ 味よりも喫煙可の飲食店を選んでしまう
- □ 健康的な人と会話すると自虐に走りがちだ
- □ とにかく病院には行きたくない

さて、いかがでしょうか。

チェック項目に共通するのは、仕事や家庭において〝男性はこうあるべき〟〝女性はこうあるべき〟と無意識にラベリングすること。根性論や精神論で乗り切ろうとすること。当てはまる項目が多ければ多いほど、あなたは古い固定観念にとらわれているといえます！

そんな僕も1983年、昭和生まれです。

さかのぼると「男は強くなくちゃいけないんだ」と無意識に思ったエピソードが小学校時代にありました。当時クラスの中心にいたのは、体育が得意で、真冬でもタンクトップに半ズボンの元気いっぱいの同級生。一方、身体が弱く体育の授業も休みがちだった子は、教室の隅っこで孤立していました。それを見たときに、ちょっとやそっとの熱っぽさじゃ学校を休めないぞと思いましたし、休んだら「弱い子」と思われて、みんなに置いていかれるような不安がありました。受験の頃には「女の子なのに理系の学校を目指すのか」「男子の文学部志望は珍しい」というような声が周りから聞こえてきたものです。勉強したい分野に、性別は関係ないはずなのに……。ちなみにその点、僕の母親は、昔からそうした固定観念から解き放たれていた人でした。僕が中学生のとき、テストの学年順位が男子と女子を分けて順位付けされていたことに疑問を持ち、「男女混合で順位を出すべき」と通知表の保護者コメント欄に書いたのです。今でいうところの〝ジェンダー平等〟を早くから訴えていた母親を、息子ながら「かっこいい！」と尊敬しました。

昭和の時代に美徳とされていたような気合・忍耐の精神論、スポ根発想は今の時代ではほぼ「セクハラ」「パワハラ」「モラハラ」「ブラック企業」につながるでしょう。メディアからも周囲からも「昭和の価値観は古い」と言われ、肩身の狭い思いをしているならまだマシで、悔い改めるどころか全くへこたれない図太い精神をお持ちの方が多いのも実情です。なぜなら当人たちは、自分たちが生きてきた時代をこよなく愛しているから！

事実、カラオケ、プロレス、バンドブーム、昭和が生んだ様々な文化を誇りに思っています。特に、高度経済成長期、バブル全盛期で好景気を経験した僕より上の団塊の世代の方々は、イケイケだった時代を謳歌してきたからこそ、下の世代に昔の栄華を説きウザがられてしまう……。そのぐらい生粋の昭和人にはクセの強い人たちが多いですよね。

そしてこの類いの方々は、**体調不良のときにも「寝れば治る!」などと根性論を持ち出しがちで、その考えを年下に強要しがち**でした。確かに若いときはそれで乗り切れていたかもしれませんが、十分に睡眠を取っても、治らないものは治りません（笑）。根性論の中にはエビデンスのない迷信も多いです。

コロナ禍を経た今、自分はもちろん、職場の同僚や取引先の方々の体調にも意識を向けるのが当たり前の世の中になりました。個人が体調不良を申告しやすくなり、周囲がそれを受け入れやすいムードになったことは、皮肉にもコロナ禍がもたらしてくれた大きな転換点だと思います。同時に、自分たちがいかに働きすぎだったかに気づいた人も多いはずです。

某栄養ドリンクの有名なＣＭで「24時間戦えますか。」というフレーズが一世を風靡(ふうび)した時代がありましたが、働き方改革が叫ばれる現代では、もはや死語。昭和の価値観にとらわれがちな人こそ、そろそろ自分の身体を大切にしましょうね。

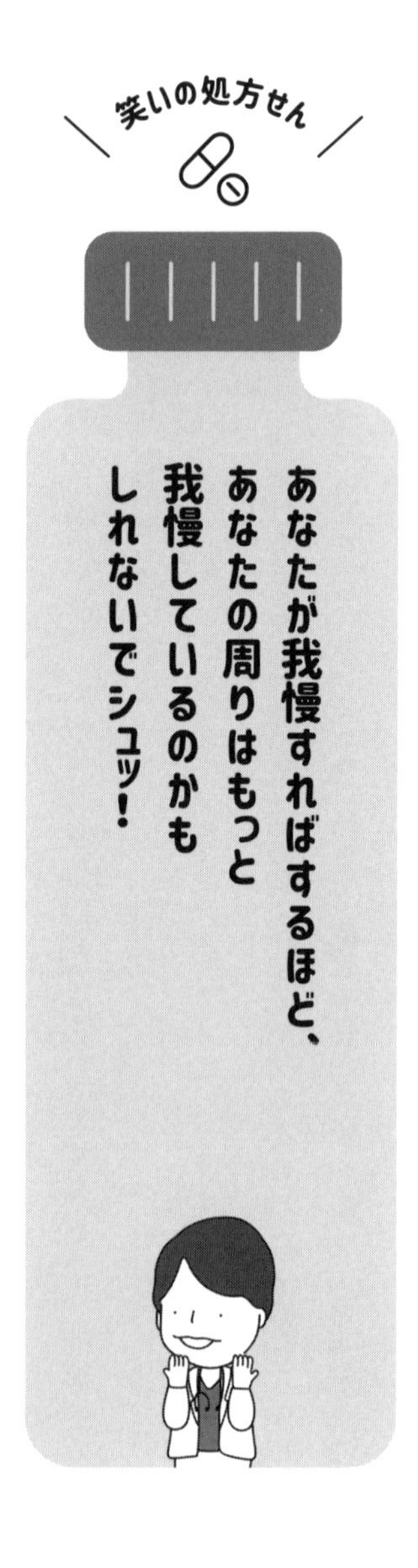

血圧を軽んじる者はいつか血圧に泣く

最近、若い頃はまったく話題にならなかった血圧の話が増えてきました。「血圧が高くて薬を飲んでいて」「血圧が低くて朝がなかなか起きられない」みたいな会話、聞いたことがありますよね？　若い人ほど日常的に血圧を測る機会が少ないので、その実態や危険性についてはいまいちピンとこないと思います。僕も医師になり、血圧を測る機会が増えて、こんなにも僕たちの健康に密接にかかわっているものなんだと実感しました。実際、患者さんの中にも高血圧を病気と思っていない方もよくいらっしゃるんですが、〝高血圧症〟は問診票にも書かねばならない、れっきとした病気なんです。

血圧とは、心臓が全身に血液を送り出す際に血管の壁に与える圧力のことです。血圧の仕組みについて僕たちはよくホースから出てくる水に例えるのですが、水を放出しているとき、ホースの先端をつまむと水がビシャーっと勢いよく出ますよね。その勢いが強すぎるのが血圧の高い状態、高血圧です。そのホース＝血管が弱っているところに激しく水が流れると、血管が傷つき、最悪の場合は破けてしまう。こうなると非常に危険です。日本人の死因リスクの上位といわれているにもかかわらず、**高血圧は「サイレントキラー」（静かな殺し屋！）との異名を持つほど自覚症状がないまま進行するので、気づかぬうちに動脈硬化や脳卒中、心臓病、慢性腎臓病といった重大な病気、ひいては突然死を招いてしまうこともあるんです。**

人の正常血圧の定義は、日本高血圧学会によると家庭用血圧計で115／75 mmHg未満、診察室血圧では120／80mmHg未満とされています。一方、高血圧の基準は家庭血圧で135／85mmHg以上、診察室血圧では140／90mmHg以上となっています。血圧が上がる原因には、喫煙や飲酒、肥満、運動不足、ストレス、塩分の摂りすぎなどが挙げられます。対策としては、たとえばラーメンのスープを飲み干さない、しょうゆやソースを「かける」のではなく「つける」に、加工食品（ハムや明太子、練製品）に含まれる隠れ塩分に気をつけるなど、劇的に食習慣を変えられない人も、ちょっとの心がけで塩分を控えることができるので覚えておきましょう。また、**気温や気圧も血**

圧に影響します。特に冬は、体内の熱が外部へ逃げることを阻止しようとし、血管が収縮して細くなるので血圧上昇に注意。よく冬場にヒートショックで亡くなる方が増えるのは、急激な寒暖差による血圧の乱高下が原因です。「お風呂のお湯は適温に」「浴室だけでなく脱衣所も暖めておく」など工夫してみてください。

人間の身体はとても繊細なもので、緊張しているときは交感神経が活性化し、血管が収縮して血圧が上がります。家で血圧を測ったときには正常値でも、**病院にいるという緊張感から一時的に血圧が高くなってしまう人もいます。これを「白衣高血圧」といいます。一方、病院では正常値なのに、病院以外では血圧が上がる状態の「仮面高血圧」の人や、仕事中のストレスで会社にいる時だけ血圧が上がる「職場高血圧」の人もいたり。仮面高血圧の中でも夜間や早朝に血圧が高い人は特に要注意です。**このように、その時々の環境にたやすく左右されてしまう僕たちの血圧。だからこそ1回の数値に一喜一憂することなく、こまめに血圧を測ることが大事なんです。高血圧でも良しとするのは愛する人への告白のときだけにしましょう（笑）。

家庭用血圧計は1万円以内で購入できるものがほとんどですし、ドラッグストア、図書館、銭湯などにも血圧計が置いてあるのを知っていますか？　数分程度でできるので買い物のついでや、予定の合間の時間つぶしに血圧測定を……って正直なかなかやらないことはわかってます！　余談ですが、僕も以前、「吉本坂46[※4]の握手会を診察会にする」というネタのために体重計と血圧計を買ったものの、気づけば血圧計は押し入れの奥に眠ったままでした。40歳を過ぎて、とうとうこの血圧計を自分の健康のために使う日が来るなんて……。思えば遠くへ来たもんだ！　ぜひ一家に一台、血圧計があって損はなし！

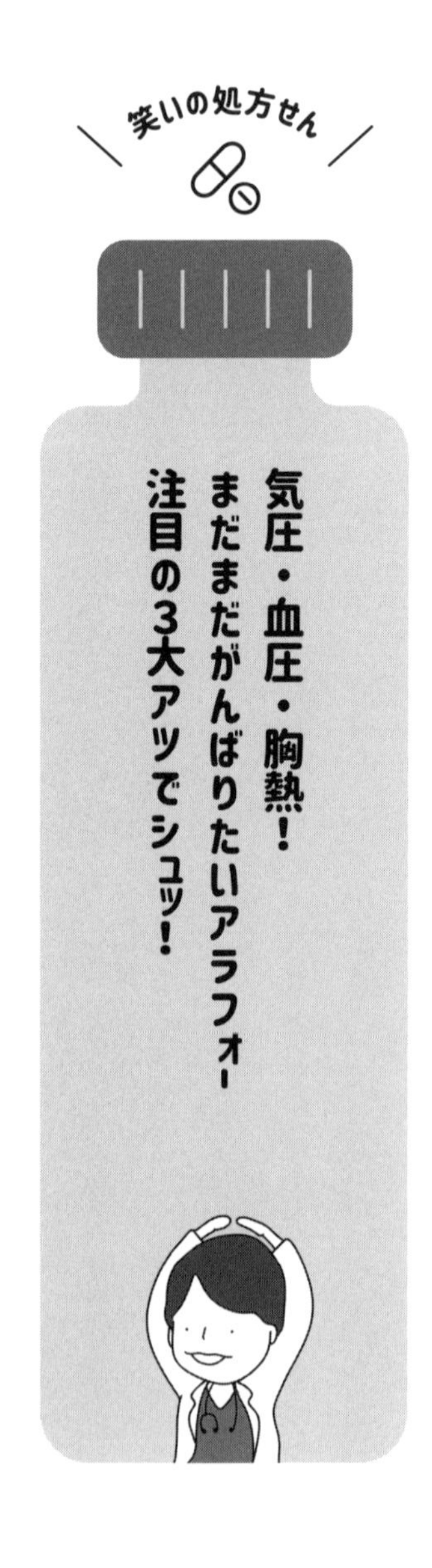

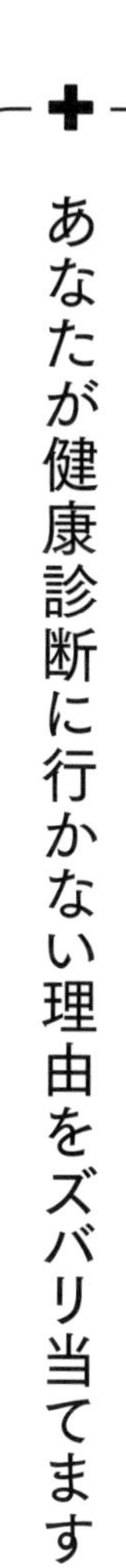

あなたが健康診断に行かない理由をズバリ当てます

あなたは健康診断に行っていますか？

会社勤めの方なら、労働安全衛生法で義務付けられた健診を定期的に受けていると思いますし、個人事業主や主婦・主夫の方は、①市区町村の健診／②各病院、クリニックの健診／③加入している国民健康保険組合の健診があります。

春と秋の健康診断の結果が出る時期、5月と11月は、僕のところに芸人仲間や友人たちからの連絡が絶えず、ここ数年はコロナ禍もあってか相談の数も増えてきました。実際、厚生労働省が報告した国民生活基礎調査によると、健診や人間ドックの受診率は、年々緩やかに上昇しているそうです。その一方で、健診を受診していないという人も一定数います。前述の調査結果に書かれていた理由としては「心配なときはいつでも医療機関を受診できるから」「仕事や家事で時間が取れなかったから」「めんどうだから」「費用がかかるから」といったもの。

実は僕も、健診に行ったことがほとんどないんです……。「医者なのに説得力がないじゃないか」なんて声が聞こえてきそうですが、実はこれ、〝医者あるある〟です。というのも、「いつだって好きなときに受診できるから」という理由でつい後回しになり、忙しさにかまけて未受診のまま結局1年が終わってしまうんですよね。

僕が思うに、**アラフォー世代が健康診断に行かないリアルで切実な理由は、ずばり「もし何か大きな病気が見つかったら怖いから!」じゃないですか?** 大なり小なり心当たりがありますよね? 日ごろの不摂生や運動不足を自覚している人にとっては、健康診断は見て見ぬふりをしてきた現実を突きつけられてしまう、恐怖の時間でしかないわけです。

とはいえ、今は元気に復帰されていますけど先輩芸人のはんにゃ・川島章良さんは、結婚直前の健診で腎臓がんが見つかりましたし、僕も娘の父親として健診を受診せねばと改心しました。

そんな自分をいきなり棚に上げますが、僕が思うに、健康診断から逃げ回る人の多くは、「自分だけは大丈夫」「何も症状がないから平気」と自分を過信している人だと思います。そして自分の変化に鈍感な人もそう。僕の周りで言うと、鬼越トマホークの金ちゃんさん。10年以上仲良くさせていただいている先輩ですが、医者的に見ればおなかがパンクしそうなぐらいの肥満体です。無呼吸症候群もあるようなので、高血圧や糖尿病など生活習慣病のリスクも心配……。ご自身だけでなく、みなさんの周りにも「この人、体重計に長らく乗ってないだろうな……」と思うご友人がいると思います。そんな人たちにはぜひ年に一度でいいから健康診断を受けて、定期的に身長・体重を測ってもらうだけでも十分価値があると思っています。ハードル下げすぎでしょうか（笑）。

それでも健康診断に行くのは気が重いというあなたに、健診に行くのがちょっとだけ楽しくなるようなプチ攻略法をお伝えしましょう！

たとえばバリウム検査。まずいバリウムと発泡剤を飲み、傾いている検査台の上で身体をゴロゴロと回したり、逆さづりにされたりしながら行う検査です。なかなかの苦行ですが、検査技師さんに「もう少し身体を右に」とか「大丈夫ですか?」とか質問されて**返事をしたときに限って出してはいけないゲップが出ます。**なので検査中は返事はしなくていいです!

生活習慣病など身体の異常を見つけるために必要な採血の時間。一部の患者さんから**「一発で採ってください」「痛くしないでください」「私の血管、細いんで」など注文を受けますが、余計にプレッシャーがかかります。**針を刺す血管をマジマジと見る無言の圧力で、こちらの緊張感が半端ないです(笑)。採血が苦手だからこそ見てしまうのだと思いますが、針を刺したり血液が抜かれたりするのを見ると、気分が悪くなる人も少なくありません。採血の瞬間は腕を見ないでおくのが、お互いのためです。ちなみに、検査をする側としてもうひとつ。一日に100人以上を診ていく中で、**ずっと聴診器で身体の音を聴いていると耳がウソみたいに痛くなっちゃうのも医者あるある**です。

病気の中には症状が出にくいものもあるため、それを見つけられる重要なきっかけにもなる健康診断。なんらかの異常が見つかれば完治可能な段階で早くに治療ができるし、病気が見つからなくても安心が手に入れられ、自己肯定感もアップ。「年に一度の心と身体の健康の答え合わせ」と割り切って、先延ばしせずに受診しましょう！

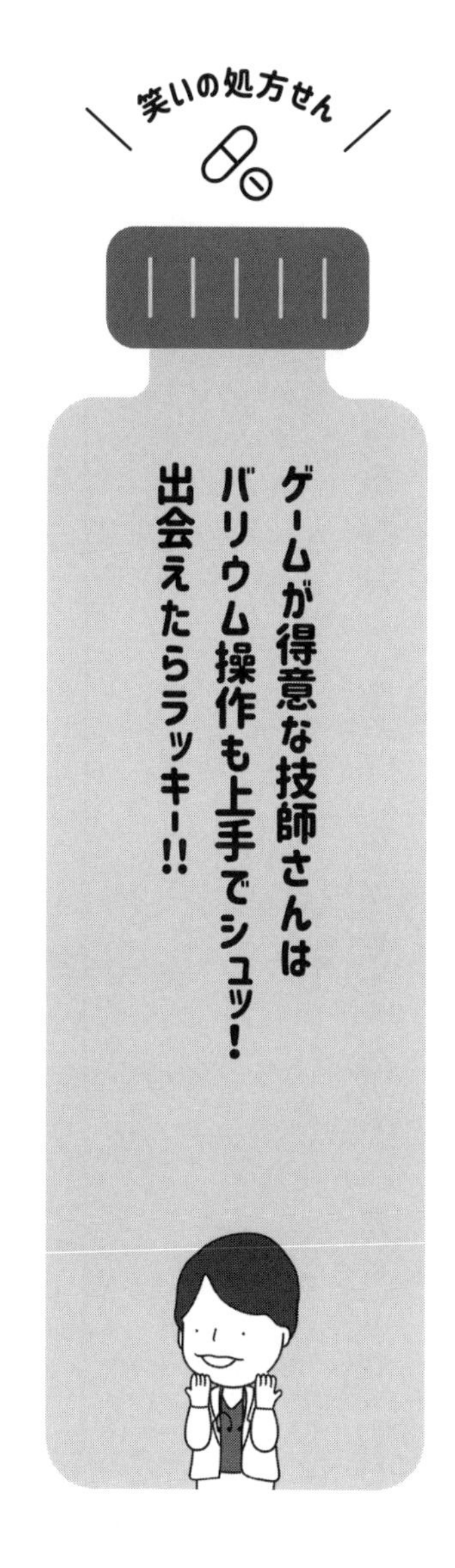

笑いの処方せん
ゲームが得意な技師さんはバリウム操作も上手でシュッ！出会えたらラッキー!!

人間ドックという名の〝模擬試験〟

毎年健康診断を受けていて、結果には「異常なし」と書かれていたにもかかわらず、実は知らないうちに大きな病気が進行していて長期治療を余儀なくされたというケースがあります。つまり、**健診というものはあくまで「今」を「部分的」に診るものであって、すべての病気のリスクを完璧にフォローすることなどできません。**そして悲しいかな、人の人生って、結局は〝運〟で決められているんじゃないか、医師ではありますがそんな考えがよぎることもあるんです。そのくらい、時に残酷な結果もありますから。

同年代のタレントの急逝に関するニュースを見るたびに、自分もいつ人生が終わってしまうかわからない、でも僕はまだまだ働きたいし遊びたい！　芸歴制限が解除されたR－1グランプリでいつか優勝したい！　2022年から始めた「つみたてNISA」は20年プラン！　大切な家族が住む家のローンもあと34年！　そう、僕は1日でも長く生きたいと思うのです。だからこそ、健康運を味方につけ、病気になるかもしれない可能性を1%でも減らしにいくこと、そのためには早いうちに自分から病気を見つけにいかなければいけないことは、働く男として、そして家庭人としての義務だとも考えるようになりました。みなさんにもぜひ、定期的に自分の身体の状態を把握してほしいと思います。その手段として、健康診断よりもさらに精度を高めたい、突き詰めたい方には、圧倒的に検査の項目が多い「人間ドック」をオススメします。

人間ドックでは、視力、聴力、身長・体重測定による肥満度（BMI）の計算、血圧測定、採血による血糖値・コレステロール値などの測定がひと通り行われ、これらの測定により、高血圧症や脂質異常症、糖尿病などの生活習慣病の徴候を把握することができます。その人間ドックに含まれる検査で最もポピュラーなのが、厚労省が「死亡率を明確に下げる効果がある」として受診を勧める5つのがん検診。「胃がん」「子宮頸がん・子宮体がん」「乳がん」は2年に1回、「肺がん」「大腸がん」は毎年の受診が推奨されています。そして、必ずしも全員が受ける必要はないですが、症状が出ている場合のオプション検査として、甲状腺の機能を調べるものや、男性更年期の原因にもなり最近よく聞くようになったテストステロン[※5]の検査などがあり、さらにその他の選択肢として、腹部超音波検査や脳ドック、心臓ドック、骨密度検査などがあります。

人間ドックや健康診断の本質って、受験生時代の模擬試験と似ています。自分の現状を把握するために受けるテストのようなもの。誰でも苦手な科目があるように、身体にも弱りやすい部分がありますよね。もしくは何が苦手なのかを知るために試験を受ける＝受診するという考え方も、ありかもしれません。そして、テストは受けて終わりじゃないですよね？　試験を受けた後の「対策」「復習」も肝心です。人間ドックでも、数値などのデータを客観的に分析し（ここ重要！）、自分の弱点が具体的にピンポイントで見えてきたら、さらなる補強をしていきましょう。……ってあれ、なんか受験の攻略本みたいになってきたぞ（笑）。だから、行きたくなくなるのか！

ここまで読むと「人間ドックを受けておけば安心」と思う方もたくさんいるかもしれません。そんな方々に、デメリットもお伝えしておこうと思います。まず、**治療する必要のない病気を見つけてしまうことがあります。**これを過剰診断[※6]と呼びます。たとえば、放っておいても仮に20年は大きくならないようながんが80歳の患者さんの前立腺に見つかったとして、治療を要するものと診断してしまうことをを指します。十分に吟味する前に大がかりな検査を次々と行うことになれば、患者さんには身体への負担や心理的ストレス、時間やお金といったコストが重なり、立場によっては就職や転職が取り消されてしまったり、最悪の場合、結婚が破談になったりするケースもあるようです。病気の早期発見・治療にこだわるあまり、幸せが奪われて、病気以上の精神的ダメージを食らってしまう、これでは本末転倒ですよね。

そしてもうひとつのデメリットは、**検査していく中で患者さんの身体になんらかの害を与えてしまう可能性、これを医学用語で侵襲（しんしゅう）※7と呼ぶ**のですが、放射線を浴びる各種X線検査やCT検査などは侵襲度の高い検査として知られています。治療時にもいかに侵襲度を低くするかが僕たちの課題でもあり、最近では、直接胸やおなかを切って中を見る手術より、より侵襲度の低い内視鏡外科手術が主流になってきました。

そもそも人間ドックの検査は玉石混交（ぎょくせきこんこう）で、がんの早期発見に役立つ明確なエビデンスがないものや、受けなくても日常生活には大して影響のない検査もあります。これに対し、病院から事前に詳しい説明やアフターフォローもないままになんでもかんでも受診している人を見ると「高いお金を払っているのに、もったいない」と残念に感じることがあります。僕からすると、知識の乏しさにつけ込まれて、悪徳業者に高額な壺を買わされているようなもの……。これもひとえに、人間ドックの検査項目に対する「予習」が足りていないからです。大事なのは、人間ドックに任せっきりにせず、いかに自分の身体の状態を知り、気になるところを把握するかなんです。

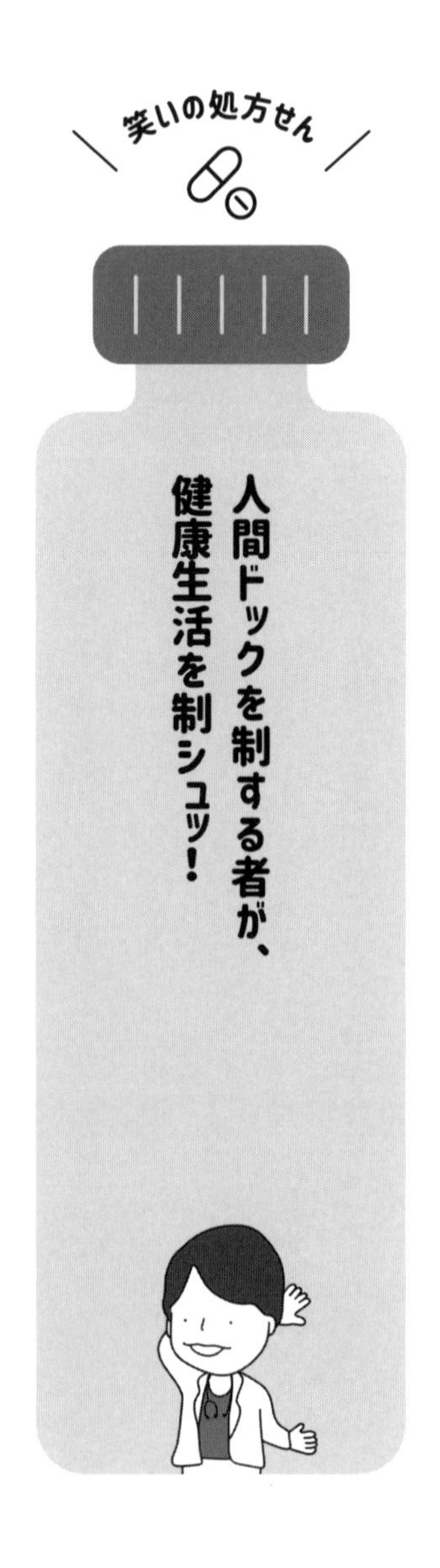

検査結果に一喜一憂する前に考えるべきこと

健康診断や人間ドックで僕たちを一喜一憂させるのが「数値」や「判定区分」です。数値をなんとか基準値に収めるため、そしてA判定を勝ち取るために、検査の1週間前から禁煙・禁酒をしたり、数日前から食事量を減らしたり、前日にいきなり筋トレをしたりと、ついついやってしまいがちな悪あがき。それもこれもすべて「数字」のため……。

思えば僕は、昔から「数字」とともに歩んできた、いや、数字に振り回されてきた人生でした。受験生時代には「偏差値」が勉強する上でのモチベーションでした。上がったらうれしいし、下がったらひどく落ち込みました。高校3年生になると偏差値をひとつでも上げるため、睡眠以外の16時間はすべて勉強の時間。食事も部屋に持ってきてもらって、いつでも暗記できるようにトイレにも紙を貼って……と絵に描いたような受験生時代を過ごしました。そんな努力のかいもあり、偏差値は65から70ぐらいをキープ。自分に合った勉強法を見つければ確実に結果が出るというゲーム性も相まって、ますます偏差値にのめり込んでいったのです。

そして今はYouTube公式「しゅんしゅんクリニックPチャンネル」を開設し、医療関連のネタ動画などを主に毎週水曜と日曜に投稿しています。僕はここでも、動画の再生数を見比べるようにしています。見てくれている人のほとんどは、医療関係者や年齢層が高めの人たち。だからなのか、「ヘイヘイドクター」のような歌ネタ動画だけでなく、「医者・医療従事者あるあるある」のいくつかは再生数が100万オーバーです。コロナ禍で一時期、劇場や営業など芸人の仕事がなくなり、〝医者芸人〟じゃなくて、ただの医者の時期がありましたが（笑）、ここからまた芸人活動も強化していかねば。ということで、よろしければチャンネル登録をお願いしますシュッ！

こんな感じで、僕にとって客観的な指標としての数値やデータ、そこから導き出されるエビデンスは大事なのですが、そこで注視しなければならない点は医療の現場における「基準値」ってどうやって決めているのかということ。全国健康保険協会の資料によると、**基準値とは、20〜60歳くらいまでの〝健康な人〟の検査結果をもとに、そのうち上限と下限の2・5%を除いた残りの95%の人たちの数値。**でも〝健康な人〟の定義ってなんでしょう？　しかも、従来の健康の基準値はたびたび見直されていて、その度にこれまで病気だとされてきた人たちが健康体と見なされたり、逆に基準値に収まっているから健康体だと思っていたのに、いきなり病気予備軍になってしまったり。患者さんにとっては一大事ですよね。

ヨシモト∞ホールにも、ネタバトルによるピラミッド型のランキングシステムがあり、かつて僕も出ていました。吉本の社員さんや作家さんら審査員からの高得点を獲った芸人はピラミッドの上の層に上がっていき、MCの仕事が増えたり、TV番組のオーディションに行けたり、作家さんに覚えてもらえたりします。当時は上の層に行けるよう周りの芸人たちとしのぎを削っていたわけですが、今振り返ると、どんな審査員に当たるか、どんなお客さんが観覧されるかは運でしかなかった部分もあると理解しています。今の僕であれば、点数の割り出し方のエビデンスを求めたり仮説を立てるので、あの時のように数字の上がり下がりに振り回されることもなかったなぁ、なんて。それほどに数字とは、確かなものであると同時に、エビデンスがはっきりしなければ曖昧さもはらんでいるものだと僕は思っています。だから検査結果で基準値範囲内であっても、慢心せず、気になることがあるなら病院に行くのが手っ取り早い。

そして、基準値とひもづいて僕たちをホッとさせたり、がっかりさせたりもするのが「判定区分」です。

Ⓐ異常なし　Ⓑ軽度異常　Ⓒ要再検査・生活改善　Ⓓ要精密検査・治療　Ⓔ治療中

いつも思うのですが、検査結果の表現ってなんだか物々しくないですか？「異常なし」だとしても「異常」の2文字のインパクトが強すぎますし、「再検査」などいやが応でも不安をあおられてしまいます。しかも医者目線で言うと、C判定でも検査項目によって〝深刻度〟に違いがあります。どう受け止めたらいいかわからない！　ということで、最後に、僕なりの表現で検査結果を実際に患者さんに説明するようにかみくだいてみました。

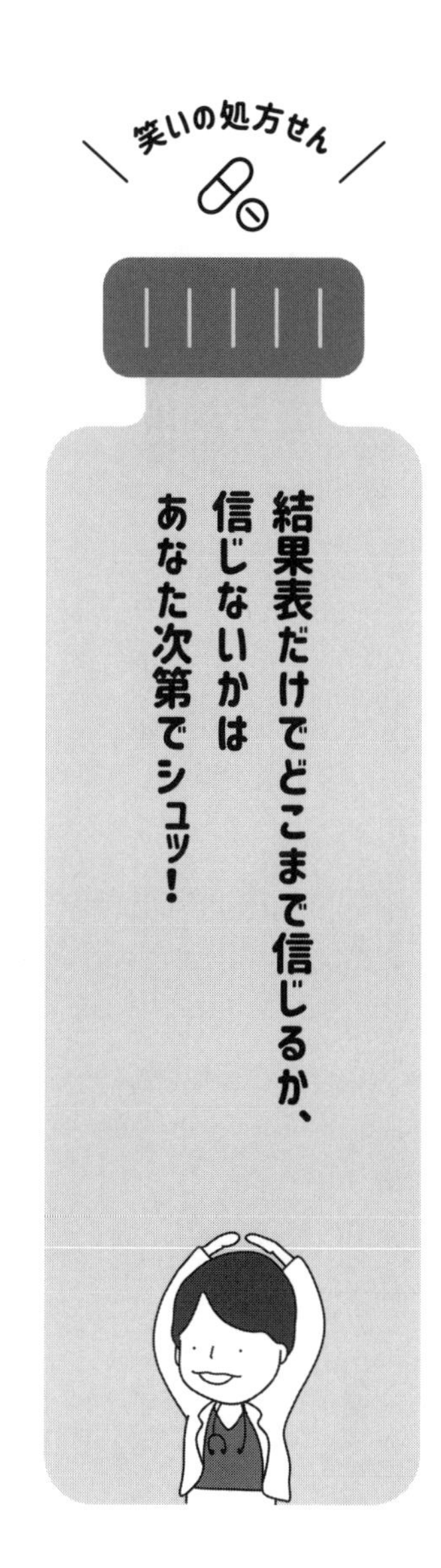

笑いの処方せん
結果表だけでどこまで信じるか、
信じないかは
あなた次第でシュッ！

検査結果の正しい受け止め方

しゅんP流

※判定区分は日本人間ドック学会によるものです

A 異常なし

大前提として、食生活や病気予防に気をつけつつ、普通に暮らしていて大丈夫です。あなたは通常運転でOK！ その調子でシュッ！

B 軽度異常

命に関わることではないので、「異常」の文字にとらわれすぎて、不安になる必要はありません。今すぐお薬を飲みましょう、というほどでもないでシュッ！

C 要再検査・生活改善

病気ともいえず、かといって健康とも言い切れません。まれに日常生活を制限するような事態になる可能性もあるので、念のため変化がないかどうか、最低年に1回は診ておきましょう！

D 要精密検査・治療

少しやばいかもしれません。放っておくと、今後の日常生活に制限や支障が出るような病気のリスクの可能性があります。医療の積極的な介入が必要な場合もあるので必ず受診しましょう。場合によっては、薬や治療を検討しましょう！

E 治療中

まずは、病気が見つかったことをラッキーだと思いましょう。生活を見直しつつ、お薬を飲み、治療を始めましょう。僕たちにお任せください！

※1 **乳歯歯髄液点滴** ―― 正しくは「ヒト乳歯髄幹細胞培養上清点滴」。乳幼児の乳歯から採取した幹細胞を培養し、その培養液から不純物を取り出した幹細胞の上澄み液を使用する治療法。 P.14

※2 **NMN点滴** ―― ハーバード大学医学部の研究で若返り効果が発見された新時代のエイジングケア。NMN（ニコチンアミド・モノヌクレオチド）を体内に直接投与することでサーチュイン遺伝子（老化や寿命の制御に重要な役割を果たすと考えられている遺伝子で、別名「長寿遺伝子」と呼ばれる）を活性化させ、若さを保ち、健康的な生活を送れるようにすることを期待して投与する治療法。 P.14

※3 **流動性知能** ―― 新しい情報を獲得し、それをスピーディーに処理・加工・操作する知能のこと。暗記力、計算力、思考力、集中力、直観力などが該当する。 P.18

※4 **吉本坂46** ―― 秋元康プロデュースによる坂道シリーズ第3弾。吉本興業グループに所属するタレントおよび文化人の中から6次にわたる審査を通過した46名で結成された。 P.30

※5 **テストステロン** ―― 男性の健康、いわゆる男性らしい肉体を作るホルモンの一種。骨や筋肉を作り上げるのに必要な働きをする。 P.38

※6 **過剰診断** ―― 生命を脅かさないがんを発見すること。がん検診で発見されたがんの中には見つかっても大きくならなかったり、進行がんにならずに稀に消滅したりするものがある。 P.38

※7 **侵襲**（しんしゅう） ―― 生体を傷つけること。医療的な場面で用いられる場合、検査・手術による切除や皮膚や身体の開口部への器具の挿入、放射線照射など、身体に痛みや負担・刺激を与えることを侵襲的治療と呼ぶ。 P.39

第2章

乱れた生活習慣の転機予報

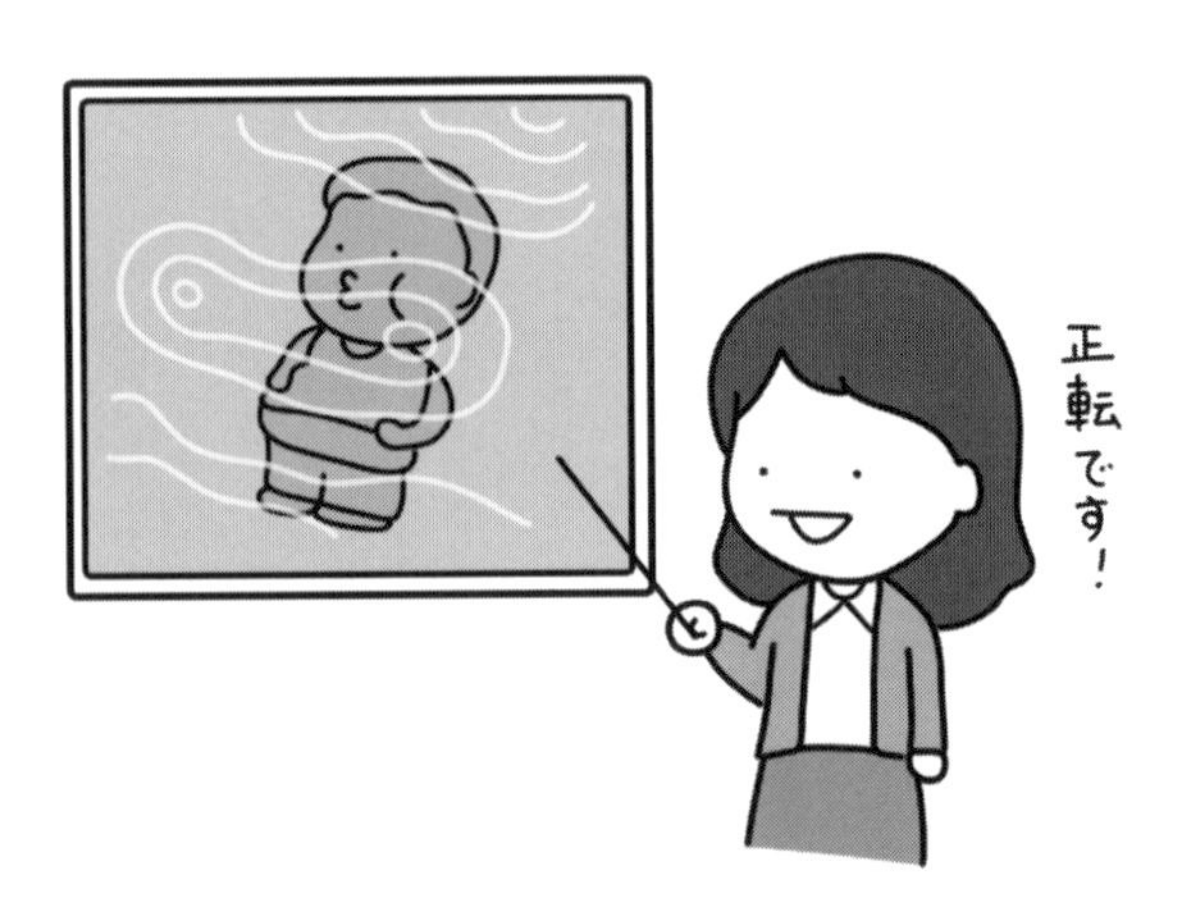

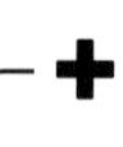

食べ物の好き嫌いは克服すべきか

40代を人生の中間地点ととらえると、この時期に不健康な生活習慣を見直すことができれば、残りの人生がもっと豊かになると思いませんか？　それは食の好みも同様で、子どもの頃のトラウマを乗り越えるチャンス！　つまり転機です！

僕たちは家庭や学校で「好き嫌いせず、なんでも残さず食べましょう」と育てられてきました。僕と同世代なら、給食で出た嫌いな食べ物がどうしても食べられなくて、昼休みに入っても居残ってなんとか食べようとしている友達、見覚えありますよね？

体質や理由をそっちのけで好き嫌いが多いことを悪としようとする価値観に誰しもが縛られていたあの頃、僕も例外ではありません。小学生の僕はピーマンが大嫌いでした。ある日、授業で自分の好きな食べ物を発表する流れになり、本当は食べられないのに、なぜか友達に見栄を張りたくて、「好きな食べ物はピーマンです！」と高らかに宣言しました。今でも覚えています、あの時のみんなの「すげぇ〜」という羨望のまなざしを。「みんなが苦手な食べ物、僕は好きなんだぜ！」とほんの一瞬、快感を得た僕ですが、自分の小ささと友達にウソをついてしまった後ろめたさが忘れられず、大人になった今でも罪悪感にさいなまれています。なんであんなくだらないウソをついてしまったんだ！

ちなみに、ピーマンが嫌いだった理由は、あの独特の苦味やにおいが子どもの頃はどうにもこうにも受け入れられなかったからですが、大人になった今ではその苦さもおいしく感じ、調理法によっては甘くも感じられるようになってきました。この味覚の変化には明確なエビデンスがあります。舌に備わっている味覚センサー器官を味蕾（みらい）※1と呼ぶのですが、特に幼少期にはその味蕾の数は大人よりも多いといわれ、ピーマンやレバー、納豆のようなクセの強い味や特定の風味を敏感に感じる傾向に。その後、**成長とともに味蕾の数や感度が変化するため、大人になると子どもの頃に嫌いだった味を受け入れられるようになる**、というわけです。

食べ物の好き嫌いは、旅行などで異なる文化の食事を経験、学習することで変わるという説もあります。お酒のおいしさを知り、「お酒に合うから」という理由で、それまで食わず嫌いをしていたキムチや塩辛が突然好きになった人もいるかもしれません。

食べ物にひもづく思い出が、その後の好き嫌いに影響を与えることがあるというデータもあります。成功体験などの良い思い出と結びついている食べ物は好きになることが多い一方、失敗のような**ほろ苦い記憶とセットにされた食べ物は嫌いになりやすい**のだそうです。なるほど、給食の「嫌いな食べ物も残さず食べなくちゃいけない」というプレッシャーや恐怖は、まさに子どもの頃の苦い記憶そのもの。誰かに強制されたトラウマが原因で、余計に「嫌い！」という思いが強くなってしまっているように思いますね。これは悪しき習慣！

また一方で、アイドルやモデル並みのスタイルを手に入れるために、好きな食べ物を控えて無理なダイエットをしてストレスをため込むなんて、心身の健康にとっていいはずありません。もちろん、いくら栄養価が高いから、健康にいいからといって、自分の口に合わないものを我慢して食べるのも良くない。タガが外れて暴飲暴食して肥満になっては病気のリスクが高まるばかり。つまり何事もバランスなんですけれど、わかっちゃいてもそれが難しい！　だから食に関しては継続よりもいろいろと試してみると良いんじゃないでしょうか。足りていないと感じる栄養素は、市販のサプリメントで少し補ってみるなど、選択肢はそれなりにあると思うのです。

とはいえ、サプリについては、専門家が指摘※2しているように万能なものとは限りません。そこで提案なのですが、僕にとってのピーマンのようにそれまで嫌いだったものが何かをきっかけに食べられるようになるのだとしたら、あなたも40代を機に、苦手と決めつけていた食べ物を今一度見つめ直し、本当に食べられるかどうかチャレンジしてみてはどうでしょう。人間関係にも同じことがいえると思うんです。心理的な色眼鏡で苦手と決めつけていた人が、意外と良い人に思えてきたという経験、ありませんか？　一度きりの人生。凝り固まった固定観念や思い込みからくる「食わず嫌い」をいったん疑ってみて、新しい自分にアップデートしたいものです。

笑いの処方せん

イヤよイヤよも好きのうち？
恋も食生活もお笑いも
トライ&エラーが
最適解を導きだす秘訣でシュッ！

食生活を見直すコツはアメとムチの繰り返し

患者さんには「健康的な食事をしましょうね」と言っているのに自分は不健康な食生活を送ってしまう――これは医者あるあるのひとつなんですが、お医者さんたちの悲しきリアルでもあります。現場にいて思うのは、**お医者さんの食生活は、残念ながら破綻していることが多い**ということ。忙しすぎて病院からほとんど出られないので昼ごはんはカップラーメン、夜は帰りが遅くなるからコンビニのお弁当。一般的に言われているような「ゆっくり」「バランス良く」「よくかんで」みたいな食事は、ほとんどできていません。そんな涙ぐましい食生活を送るお医者さんがいる一方で、予約困難な焼肉店や寿司店などで豪勢に会食を楽しむ、金銭感覚が麻痺したお医者さんもいらっしゃいます。夜ごとの暴飲暴食の結果、そのタイプの方々はこぞってぽっちゃりしているのも医者あるあるです。

とはいえ、すべてのお医者さんが不摂生なわけではなく、スタイル維持の努力をしている人、健康への意識が高い人ももちろんいます。若い世代に多い印象です。自分が不健康では、やっぱり患者さんに対しての説得力がなくなってしまいますもんね。ちなみに僕が勤めるクリニックの院長先生は、健康に対して異常なほどストイック。肥満や糖尿病、高血圧の生活習慣病の予防につながる〝地中海食〟[※3]を中心にした食生活を徹底しています。たとえば素揚げのナッツは常備。そして、昼食にはたんぱく質豊富な刺身を好んで食べています。

芸人さんたちの食生活は、さらにわかりやすく不摂生なものです。僕も昔はユニットコントライブのためによく深夜稽古をしていました。夜中11時に新宿の吉本本社に集まって、朝4時に終わる日々。朝にみんなでラーメン一杯食べて空腹を満たすのがルーティンになっていました。今では深夜の稽古はなくなったものの、打ち合わせなどで帰りが遅くなるのはしょっちゅうで、十中八九、終わった後に「軽くメシ行くか!」という空気になります。お酒の席の付き合いを大事にしている人たちはたくさんいて、肝臓の数値が心配な方が何人もいます。

僕も恥ずかしながら、まだまだ健康的な食生活を送っているとは言い切れません。お昼ごはんのお供は、ゼロじゃない〝ガチ〟のコーラで、コーヒーを飲むときは必ずガムシロップを投入し、夜は一日の〆にお菓子と牛乳のセットを。美容クリニックに勤めている毎週火曜日は、自分へのご褒美という口実で恵比寿の「HARBS」に行って大好物のケーキやアイスを食べています。糖分過多に思えるかもしれませんが、これでも一応、血糖値を評価する指標であるHbA1c（ヘモグロビンエーワンシー）※4の数値は、基準値内をキープしているんです！　健康にあまり良くないことはもちろんわかっているんですが、僕にとってのスイーツは、おいしさを味わうだけでなくストレス発散でもあり、しかも奥さんに買って帰れば夫婦のコミュニケーションツールにもなる。まさに一石三鳥なんです！

そんなズボラな僕が唯一気をつけていることは、食事の際に〝ベジファースト〟を意識することです。ベジファーストとは、その名の通り野菜を先に食べること。食事で糖分を摂ると、体内の血糖値が上がります。ただし、その上がり方が急激であればあるほど、糖尿病の発症ないしは動脈硬化のリスクになり身体に悪い影響を及ぼします。その点、**食物繊維を多く含む野菜は血糖値を緩やかに上昇させる効果があるとされていて、太りにくい身体を作ります。**さらに野菜の後に食べる順番にもルールがあり、野菜の次に肉や魚などのたんぱく質、最後にごはんや麺類など糖質の多い炭水化物の順で食べます。同じ食事、同じカロリーでも、ちょっと順番を変えるだけでより健康な身体を維持できるんです。

食生活で言うと、「朝食は食べない」なんて方もいるんじゃないでしょうか。農林水産省の調査では、寝ている間に不足した脳のエネルギー源のブドウ糖を補給するために朝食は必要とされていて、医療の世界でも、同じカロリーを摂取するなら、朝食を含め回数を4回、5回と細かく分けて食べるほうがより肥満になりづらいというデータもあります。ただその一方で、1日3食、もしくはそれ以上の回数の食事は、それだけ胃腸に負担をかけているということでもあります。内臓の休む時間がなく、うっかり食べすぎを招きやすくもある。また、個人の体質にもよりますが、食べた分、眠くなったり身体が重くなったりして一日のパフォーマンスが落ちてしまうことだってある。タモリさん、齋藤工さん、柴咲コウさん……毎日ではないのかもしれませんが、1日1食生活を公言されている芸能人の方も少なくありません。

中には「痩せた」「肌ツヤが良くなった」「血色が良くなった」「目の下のクマがなくなった」と言われる方もいて、僕も非常に気になっています！（スイーツ我慢できるかな？）

一般的に理想的な食生活とは、栄養素のバランスが取れた食事を毎日3食規則正しく食べることだとされていますが、日々忙しい僕らにはなかなかハードルが高い。3食食べる日があってもいいし、朝起きて「食欲がないな」と感じたら、朝食を抜いたっていい。ストレスをためないためにも、そのぐらいフレキシブルにいきましょうよ。それより僕が大事にしたいのは「チートデイの翌日はウォーキングしてみよう」「仕事をがんばったご褒美にスイーツを買おう」というように、限られた時間の中でその人なりの「食事を楽しむ時間」「心が満たされる時間」をしっかり確保すること。今は、肉体的、身体的、社会的に満たされる状態＝ウェルビーイング※5な暮らしが主流とされる時代です。引き締めるところは引き締めつつ、無理に型にはまらず自分に合った食生活を探してみてはいかがでしょうか。

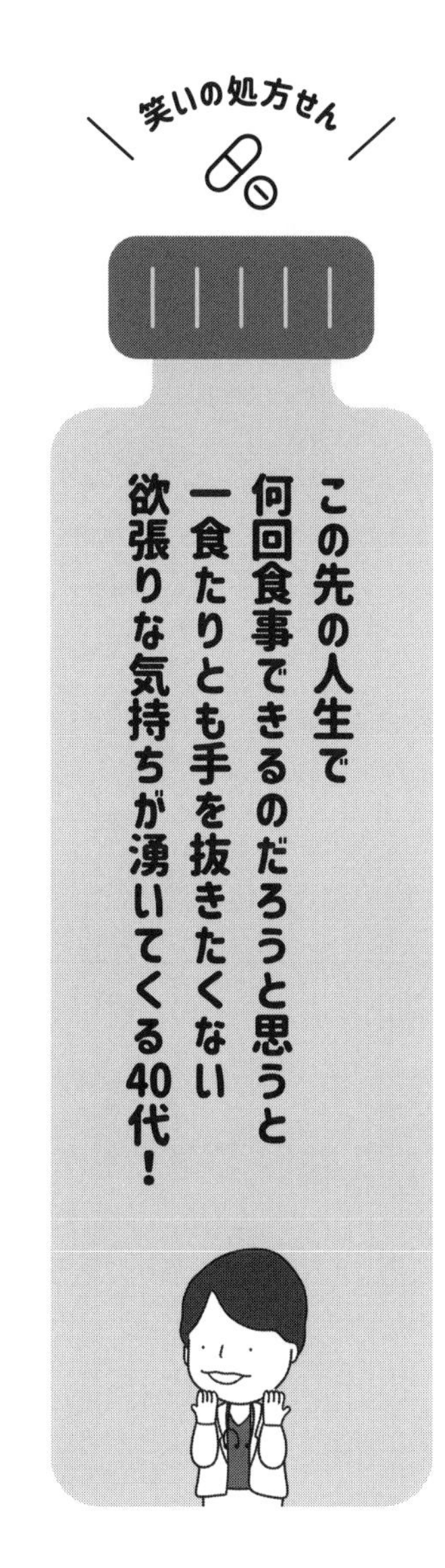

笑いの処方せん
この先の人生で
何回食事できるのだろうと思うと
一食たりとも手を抜きたくない
欲張りな気持ちが湧いてくる40代！

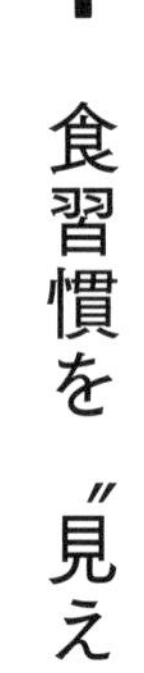

食習慣を〝見える化〟する

「中年太り」。この本を読み進めていく上で、避けては通れない言葉です。40代は、20~30代と違い、太りやすく、そして痩せにくくなったな、という実感があります。その背景には、年齢とともに低下してくる運動量や基礎代謝、ホルモンバランスの乱れなどさまざまな原因があります。

かく言う僕も、大学時代から比べると15kgも太った上に、2年前には血液検査でLDL(悪玉)コレステロールが基準値を超えてしまい、生活習慣病予備軍に両足を突っ込むことに……。これはまずいと思い、YouTubeにダイエット動画をアップすることにしました。なにせ、同期のゆにばーすの川瀬名人から「歩く承認欲求」と呼ばれているほどの僕。「ダイエットをしている」とみなさんに公言し注目されることで、自分を追い込もうと思ったのです。しかし初回でいきなり、日頃の運動不足に直面し、腹筋50回のところを泣く泣く10回に変更するという情けない展開に。コメント欄には「激甘スタイルだから一緒に始められそう」「腹筋の回数5分の1は短縮しすぎて草。でもやることに意味があるんですよね」と、褒められているのかツッコまれてるのかわからない応援もあったりしました(笑)。

ダイエット中の方の中には、手っ取り早く痩せたいがために食事を抜くなど極端な食事制限に走る人もいますが、栄養不足に陥るのはもちろんのこと、心身のバランスを崩して摂食障害に至るケースもあります。また、10年ほど前から始まったのが、糖質制限ダイエットブーム。メタボに悩む中高年や女性たちの間で、ごはんや麺類などの〝主食抜き〟が流行。「痩せる」との声が上がる一方で、栄養不足、便秘、心臓・腎臓への負担、骨密度の低下など、炭水化物を摂らないことによる健康被害も報告されています。正しい知識を持って取り組まなければ、望む結果が得られないどころか身体を壊してしまいますので注意してくださいね。

そしてダイエット外来で診察をしていると「たとえダイエット中であっても、会社の飲み会や、取引先との会食は断れない」とこぼす患者さんはとても多いです。大勢での食事会は、自分だけサラダばかり食べるわけにもいきませんし、食事の質と量を自分でコントロールしづらいですよね。

ではダイエット中の会食ではどんなことに気をつけるべきでしょうか。そもそも外食全般に言えることですが、高カロリー、高糖質、高塩分、高脂質のメニューが多くなりがちです。もしメニューを選べるなら、いつも以上に糖質、脂質を控えたものを注文し、野菜や果物を積極的に取り入れてください。ダイエット中であることを最初に公言することも有効だと思います。次に食べる量。お酒が入ると気持ちも緩み、みんなにつられてつい頼みすぎてしまったり、食べすぎてしまうかもしれません。ここで大事なのは「腹八分目でやめておくこと」。たとえば、宴もたけなわという場面で大皿料理に唐揚げがいくつか残っていたとします。「食べ物を残すなんてもったいない」「作ってくれた人に対して申し訳ない」という文化の中で育ってきた僕たち日本人は、残った唐揚げをどうぞどうぞと譲り合い、時にジャンケンなどしながら、残さず食べるパターンが往々にしてありますよね。でも欧米の映画やドラマなどを観ると、頼んだメニューを食べ残すことにまったく躊躇（ちゅうちょ）がないんです。それも決して褒められた習慣ではありませんが、外食時の量が万人に合うわけではないことがわかっているからでしょう。その後、**食べきれなかった料理を持ち帰る（ドギーバッグと呼ぶそう）のも一般的な行動のようで、日本でも主流になればいいのに**、と思っています。残すことを悪と思いすぎないことと、最初に頼む時点で少なめの量で注文することを意識しましょう。最後に食べた唐揚げ1個が命取りに、とまでは言いませんが、おなかいっぱいまで食べすぎず、「もう少し食べたいな」と感じるぐらいのところでストップする腹八分目を心がけたいものです。

これは余談なんですけど、ここ1年ほどの間に、僕の身体がカルビを受け付けなくなりました。若い頃はあんなに大好きだったカルビ。でも今は、脂身を見ているだけで胃がもたれるようになってしまって。こんなことなら元気なうちにいっぱい食べておけば良かったと、なぜか食い意地だけは健在の僕。「あぁ、40代ってこういうことか」と一抹の寂しさを覚えたエピソードでした。

中年太りを意識はしつつも、食事を制限したり運動したりと、何かしらを努力することに億劫になってしまっている人。特に頑固な昭和世代の方たちにいきなり「ダイエットのために、明日からお酒をやめましょう」「走りましょう」と言ったとて、悲しいかな、この声はきっと届かないでしょう（聴こえますか……あなたの心に直接呼びかけています）。そんな人たちには、腹筋10回のダイエットから始めた甘々な僕を見てくれと言いたい（笑）。自分の手の届く範囲でコツコツと。結果を急がない。これが僕なりのダイエットに対する考え方です。「お酒を1杯だけ減らしてみよう」「ごはんは半分にしよう」「1駅歩いてみよう」など、「できそうなこと」を一つひとつこなし、徐々に身体を慣れさせていけばいいのです。そうして「できる」が増えていけば自信につながって……って、また受験の攻略本みたいになってきました（笑）。

それと、僕がもうひとつお伝えしたいのは、自分にウソをつかないこと。ダイエット外来にも「そんなに食べていないんですけどねぇ」と言う患者さんがいらっしゃいますが、栄養指導のスタッフが食事を聞き取りしてカロリーを算出すると、必要カロリー1500kcalに対し、実際の摂取量は1800kcalだったりします。トボけても、食べすぎているのは明らか。数字は真実を暴きます！　そういう意味では、その日飲食したもの、時間、体重をメモしたり、アプリを使って〝見える化〟する「レコーディングダイエット」もオススメ。自分でも気づかなかった食べすぎているもの、不足しているものが見えてくるかもしれません。

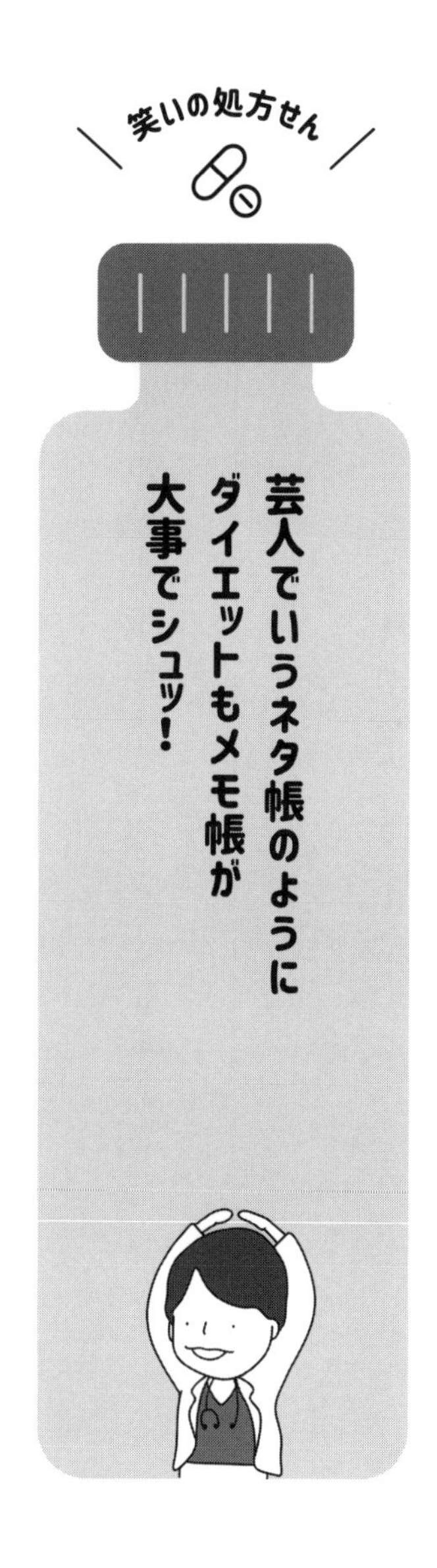

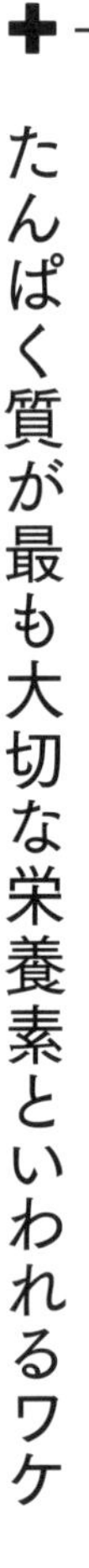

たんぱく質が最も大切な栄養素といわれるワケ

コンビニやスーパーで、プロテイン入りのドリンクやお菓子をよく見かけます。チョコレート味やバナナ味、ヨーグルト味など様々なフレーバーがあり、どれもおいしそう。意識してスーパーを見渡すと、「乳製品コーナー」「お菓子コーナー」「お酒コーナー」「ラーメンコーナー」「カレーコーナー」「レジ横」など、右を見ても左を見ても「プロテイン」の文字が並んでいます。とにかくプロテイン推しがハンパない！

プロテイン（protein）とは日本語でたんぱく質のことですが、ギリシャ語の「最も大切、第一の」という意味の prōteîos という言葉が語源です。以前はアスリートやボディビルダー、ハードな筋トレを行う人が、身体づくりや運動後のリカバリーのために摂取するものというイメージでした。運動後に摂取すると、筋肉量が増し、消費カロリー（代謝）が増えて太りにくい身体になる仕組みです。そしてここ数年、運動不足を解消したい健康志向の人たちや美容を意識した女性たちなどに市場が拡大。テレビの健康番組や雑誌の特集など、様々なメディアでたんぱく質にまつわる情報が取り上げられるようになりました。

たんぱく質は、血や筋肉、臓器、皮膚、骨、毛など、僕たちの身体を作る重要な栄養素。そのほかにもたんぱく質は、細菌やウイルスなどが体内に侵入してきたときに異物としてそれらを体外へと排除する免疫機能や、気分を制御する〝セロトニン〟※6といったホルモンなどの原料でもあります。

たんぱく質が不足すると、筋肉量の低下、意図しない体重減少、疲労感、むくみ、免疫力の低下といった症状が現れます。

本来、筋肉や骨が徐々に衰え始め、毛髪も心なしかコシがなくなっていく40代こそ、たんぱく質を摂取しなければならないはず。にもかかわらず、海外の研究※7によって、同じ量のたんぱく質を30代と60代が摂った結果、60代の人のほうが筋たんぱく質の合成反応が遅くなることが確認されました。つまり、年齢が高ければ高いほど、若い人よりも多くたんぱく質を摂らなければ筋肉を増やすのが難しいというのです。しかも、先のような症状を放っておくと、とりわけ高齢者に至って心身の機能が低下するフレイル※8へと陥る恐れも。実際、食事にプロテイン入りの麺を使ったラーメンやうどんを提供する老人ホームも増えているようです。つまり、40代のうちからたんぱく質と向き合っていれば、年を取ってからも若いときと同じような健康状態をキープしやすいのです。

たんぱく質を多く含む食品には、肉や魚介類、卵、大豆・大豆製品、乳・乳製品などがあります。厚生労働省の「日本人の食事摂取基準（2020年版）」によると、1日あたりのたんぱく質の摂取推奨量は、30～49歳の男性で65g、女性で50g。体重1kg当たりのたんぱく質1g、**つまり自分の体重（kg）の数字と同じぐらいのグラム数だけたんぱく質を摂取するようにしましょう。**ただし摂りすぎには注意。たんぱく質を処理する肝臓や腎臓に負担がかかって内臓疲労につながることもあります。過ぎたるは及ばざるがごとし。何事も中庸が肝心です。

コンビニやスーパーで買い物をするとき、商品に記載されている〝栄養成分表〟って見ていましたか？　なんとな〜くカロリーだけを見てはいませんでしたか？　消費者庁によると、２０２０年から新たな食品表示制度が施行され、容器包装された加工食品には「栄養成分表示」が義務化。エネルギー（カロリー）、たんぱく質、脂質、炭水化物、食塩相当量（ナトリウムから換算）の５項目（そのほかの成分は任意表示）が必ず記載されるようになりました。たとえば高血圧気味の方は食塩相当量をチェックしてみるなど、食品を手に取り、カゴに入れる前に、いったん成分表を見る習慣をつけてみませんか？

笑いの処方せん

健康的な身体をキープできれば、中年になってもモテ期へのスタートラインに立てる!!

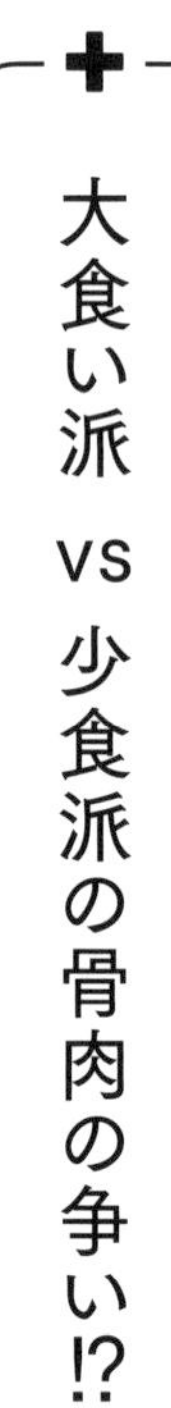

大食い派 vs 少食派の骨肉の争い!?

２０００年代にテレビで一世を風靡した大食いチャレンジ。当時は〝いかに短時間でたくさんの量を食べられるか〟という、いわゆる早食い競争的な企画が多かったですが、〝長時間耐久レース型〟チャレンジが大食い人気に再び火をつけているようです。

YouTubeでも、大食い企画は人気ジャンルのひとつ。女性の大食い系YouTuberも多く、華奢（きゃしゃ）な身体に大量の食べ物がどんどん吸い込まれていく様子は、爽快感を超えて、感動すら覚えます。見る側の視点も様々で、動画のコメント欄を見ると「食べ方が上品で好きです！」なんて書いている方もいて、大食い動画の楽しみ方は深い！

僕が思うに、大食い動画を楽しむ心理として、男性視聴者には人間の限界を見たい欲求があり、女性視聴者は思いっきり食べたいという自らの気持ちを投影しているのだと思います。「一度はやってみたい」と思っても、体力的にも金銭的にも難しく、なかなかできない大食い。そんな視聴者の願望を疑似的に満たしてくれるのが大食い動画の醍醐味ではないでしょうか。

ただ、医者の観点から見ると、大食いそのものについては「ちょっと待った」をかけたいところ。急激に身体を変化させてしまう暴飲暴食は、それだけ胃腸にも過度な負担をかけているということです。そして大食いの人たちは、我々とは体質が異なるということも認識しておかなければいけません。安易にマネしないほうが身のためです。

大食いのデメリットとしては、まず消化器系への負担があります。

大量の食べ物を短時間で摂取することは、胃や腸を過度に拡張させるだけでなく、消化不良や胃痛、胃酸逆流などを引き起こす場合もあります。ほかにも、血糖値や脂質の急な上昇を引き起こすことで、動脈硬化など様々な生活習慣病のリスクが上がってしまいます。

大食い動画と同じ類いの「激辛チャレンジ」もまた、心拍数や血圧が上昇し、心臓に負担がかかります。

一方で、少食についても触れておきたいと思います。

胃が小さく、物理的に食べ物を受け付けない人。そもそも食に対してあまり興味がない人。そして痩せたい人。さまざまな方がいらっしゃるかと思いますが、**少食のデメリットとして挙げられるのは、栄養不足、エネルギー不足、体重・筋肉量減少、免疫機能の低下、骨密度の低下、月経不順、精神的健康、低血糖など。**

そして少食かつ運動不足の人の場合、肥満の人と同様に2型糖尿病のリスクが高いことも研究結果でわかっています。つまり「痩せていれば健康」とも言い切れないのです。

余談ですが、大食い企画で僕がオススメしたい芸人は、レインボーのジャンボたかお。「レインボー ジャンボたかおの食うチャンネル」というYouTubeチャンネルを開設していて、中でもぜひ見ていただきたいのが、「実家飯」。文字通り、ジャンボが実家でお母様の料理をひたすら食べるという動画。息子のために次から次へとおかずを振る舞うお母様。「うちのエビチリはどこに出しても恥ずかしくない！　マジうまい！」と言い切る息子のジャンボ。ひたすらモグモグ食べるだけで笑いこそありませんが（一周回ってそれが逆に面白い）、料理以上に味わい深い２人の親子愛に、見ているほうがおなかいっぱいになります。

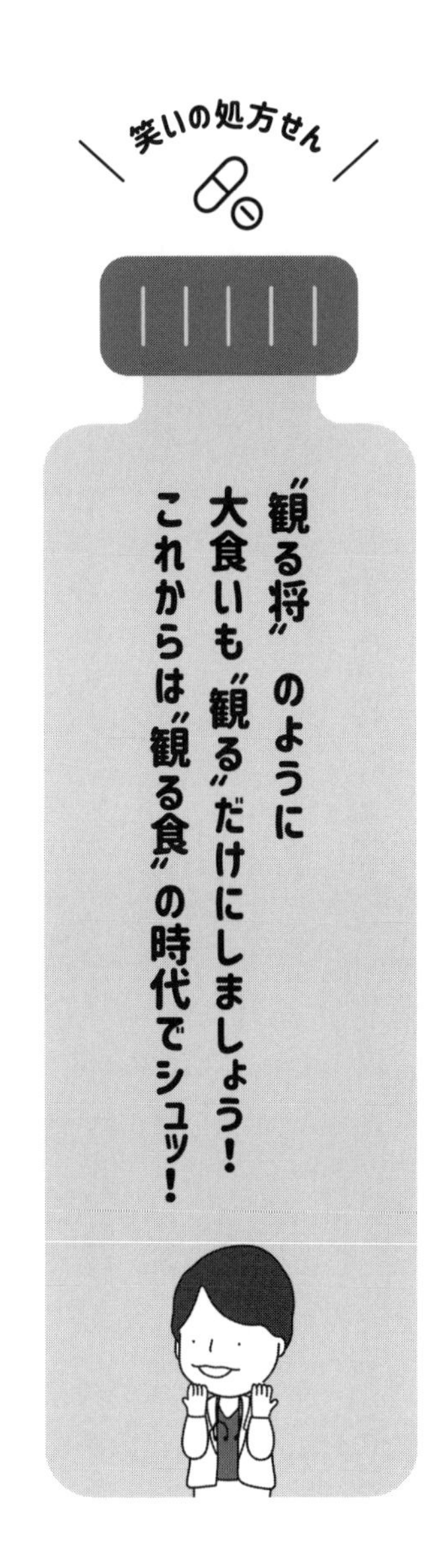

水分も多様性の時代です

仕事や家事に没頭していると、つい忘れがちになるのが水分補給。人体の約6割は水分(体液)で構成されているといわれているので、健康を維持するために必要な量の水分を摂取することがとても大事。この体液によって身体中の細胞に酸素や栄養分が運ばれ、老廃物が体外へ排出されます。それが血流促進、便秘解消、脳や胃腸の活性化、美肌効果などにつながるので、美容と健康のためにも水分は欠かせないものといえます。逆に、水分を摂らずに糖分や脂質ばかりため込んで血流が悪くなると、俗にいう「血液がドロドロ」状態になり、脳梗塞や心筋梗塞を引き起こす原因になりかねません。また、ここ数年の猛暑により、ニュースでも度々取り上げられるようになった熱中症の問題も深刻です。摂取した水分はずっと体内にとどまっているわけではなく、1日に約2・5Lの水分が汗や排せつ、呼吸などで失われます。ということは、身体の水分量を一定に保つためにも、日頃から水分をできるだけたくさん摂取しなくてはなりません。

好きな飲み物はスポーツドリンクやコーラにカフェオレ……そんな甘々な僕が言っても、ちっとも説得力がないかもしれませんが（笑）、糖尿病予防のためにも、飲み物に含まれる糖分には気をつけたいところ。幸い日本は水道水が安全に飲める国ですし、お金もかからないのでシンプルに〝水〟でも良いと思いますが、味のしない水を飲めない子どもが増えているという話もあります。そして、我々アラフォー世代のわがままも相当なもの。ここで、そんな現代人にぴったりの健康的で手軽に取り入れられる飲み物を紹介していきたいと思います。

近年、朝晩に最適な飲み物として、美容や健康目的のために起き抜けの〝白湯（さゆ）〟を取り入れている人が増えています。白湯とはなんのことはない、水を沸騰させただけのお湯のこと。少し冷ましてほどよい温度で飲めば、胃腸の活動が高まり腸の血行が促され、さらに便も柔らかくなり便通改善効果の可能性も期待できます。健康寿命を改善するといった明確な科学的根拠はないものの、**5000年前の古代インドで発祥した世界最古の伝統医学〝アーユルヴェーダ〟も、白湯を「火・風・水の3要素を含むバランスの取れた飲み物」と位置づけているんです。**

朝昼はブラックコーヒーもいいですね。カフェインによる眠気覚ましの効果や集中力アップはもちろん、**コーヒーに含まれるポリフェノールには抗酸化作用があり、生活習慣病の予防も期待できます。さらに日本人を対象とした研究で、コーヒーは死亡リスクを低下させるという結果が出ていて寿命を延ばす効果までありそうです。**

同様に悪玉コレステロールを下げる効果がある緑茶もオススメ。**緑茶に含まれるカテキンもポリフェノールの一種で、肝臓をダメージから守ってくれる働きなどがあります。**

ただし、カフェインの摂り過ぎは要注意です。依存性があり、妊婦さんや授乳中の女性の中には体質や健康上の理由からカフェインを控えている方もいると思います。昔ながらの麦茶に加えて、ルイボスティー、コーン茶などノンカフェインのお茶も気軽にコンビニで買える時代ですので、自分の体質に合った飲み物を見つけましょう。ちなみに、ルイボスティーもポリフェノールが豊富で、血糖値や尿酸値の抑制効果もあるといわれていて、僕も好んで飲んでいます。

そういえば昔は「暑いときこそ熱いお茶を飲め」とか言いがちでした。「昭和世代の迷信でしょ?」とお思いの方。実はこれ、理にかなっているんです。熱い飲み物を摂取すると汗をかきますよね。その汗が蒸発することで身体の熱を奪い、結果として体温を下げる効果が期待できます。暑い国では辛くて温かい料理の発汗作用で身体を冷やすのと同じですね。逆に冷たいものは胃腸の動きを弱め、消化吸収を悪くする可能性があります。肩こり、片頭痛、不眠、食欲不振などの症状、いわゆる〝夏バテ〟の原因になることも。熱中症の予防が必要な環境・状態のときはもちろん冷たい飲み物の摂取が大事ですが、熱いものを摂ることで血行が促進され、臓器の動きが活発になり、むくみが取れ、疲労回復にも役立つんです! いわゆる、おばあちゃんの知恵袋ってやつです。

最後に、お酒好きの方たちにとって「お酒は水分補給のうちに入るか」は気になるところですよね。子どもの頃の遠足の鉄板ネタ「バナナはおやつに入りますか?」を彷彿させる、なかなか苦し紛れの主張になりそうです。同じ水分だからたくさん飲んでも問題ないだろうと思うかもしれませんが、答えはＮＯ。アルコールには利尿作用があり水分補給どころか脱水しやすくなるので、いつも以上にしっかりと水分補給しないといけません。もしお酒を飲んでリラックスしたい場合は、お酒と同量以上の水分を補給することを忘れずに。

40代の身体は繊細です！　シンプルな白湯を飲んでほっこりするという、心にも身体にも優しいマインドを少しずつ育てていきましょうね。

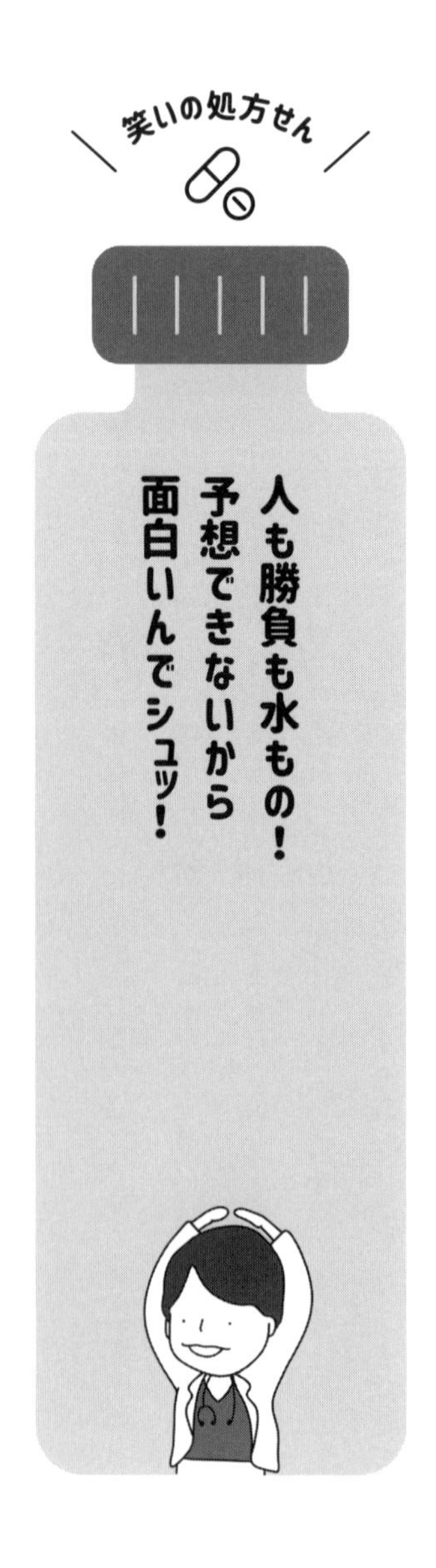

お酒におぼれますか？　たしなみますか？

お酒に弱い僕ですが、飲み会自体は好きなんです。ここ数年、コロナ禍や結婚、子育てをきっかけにだいぶ機会は減ったものの、芸人仲間とはたまに飲みに行きます。昔は朝まで飲んだりしていましたね。頼むのはいつもハイボール。生ビールはそこまで味が好きじゃないのと、糖質を含むビールに比べ、ハイボールや焼酎といった蒸留酒のほうがまだ健康やダイエットには良しとされているのも大きな理由です。

振り返ると、お酒の席での失敗談は若いときほどいろいろありました……。養成所時代、おつまみに手をつけずにお酒ばかりを飲み続けていたら、悪酔いしたのか帰りの駅のホームで吐いてしまって。そこからの記憶は断片的なのですが、同期の芸人に連れて帰ってもらったみたいで、気づいたら家のベッドで寝ていました。それ以来、お酒を飲むときは必ずおつまみもバランス良く食べていますし、飲んだ後はなるべく500㎖のお水を飲むようにしています。また、絡み酒などはあまりないですが、イヤ〜な思いをすることはたまにあります。いつもは温和なのに、お酒を飲むと気が大きくなって年上年下関係なく説教を始めたり、性格が豹変する人、どこのコミュニティにもいますよね。芸人の中にも、お酒が入ると「一発ギャグやれよ」と強引にいじってくる人や、なぜかビンタすることが面白いと勘違いしている人もいました(笑)。「あれ、普段そんな感じの人じゃないよね?」と。酒は飲んでも飲まれるな、です。楽しみながらも周りを冷静に観察できていれば、芸人でなくても後日お笑いのネタにはなったりしますよね。

お酒を毎日飲み続けると、口腔がん、喉頭がん、食道がん、乳がん、肝臓がん、大腸がん、直腸がん、膵臓がんなどのリスクが上がるといわれています。そして、長期的なアルコールの乱用は身体と精神の健康に深刻な影響を及ぼすことがあり、いきすぎると生活習慣病(高血圧や脂質異常症)や肝臓病、膵炎、心疾患、脳卒中のリスクも上がります……ってそんなのなんとなくわかってるよ! というツッコミが聞こえてきそうですけど、もっと深刻なのはメンタルヘルスやＤＶ被害かもしれません。

日本ではアルコール依存症は１００人に１人といわれているのに対して、アメリカでは８人に１人だといわれていて、その危険性や治療の意識が高く「ＡＡ（アルコホーリクス・アノニマス）」という自助グループが存在します。海外の映画やドラマで過去の失敗についてスピーチしたり、禁酒の成功談を話す場面を観たことありませんか？　一方で、依存症や心の病について話すことがまだまだオープンではない日本では、潜在的には依存症がもっと多いといえそうです。

だからこそ、40代でお酒のたしなみ方を覚えておくに越したことはありません。**働き盛りの人こそ「パフォーマンス向上のためのお酒」にするべきです。**お酒は筋肉を弛緩させる働きと、不安に関する神経伝達物質、ドーパミンの濃度を上げ、幸せを感じさせやすくする働きがあります。緊張感を和らげてくれるので、ビジネスパートナーとの会食の場や、告白を控えたデートの際に役立つといえるのです。

ただし！　たしなむ程度の適量であることが条件です！

ではどんなお酒がオススメかというと、特に赤ワインは白に比べると糖質も低く、抗酸化物質のポリフェノールが多く含まれているため、動脈硬化の予防になり心臓病リスクを低減する可能性があります(強いエビデンスはありませんが)。また、最近はやりの〝ナチュラルワイン〟(自然派ワイン／ビオワイン／ヴァンナチュール)。いわゆる不純物の入っていないワインで、そのほとんどがアルコール度数10～12％と従来のワインよりも低めなので、個人差はあると思いますが極端な二日酔いにはなりにくいと思います。

悪酔いをしないためには、お酒と一緒に何を食べるかも重要。できるだけ、野菜や魚、ナッツや豆などのいわゆる健康に良いとされている食べ物を選んでみましょう。

そして最終的には……やっぱり「誰と飲みに行くか」。これに尽きます！

いくら自分で気をつけていても、周りが大酒飲みだと、その場の勢いに流されてたくさん飲んでしまうハメになります。上品にお酒をたしなめる仲間となら、健康にもストレス発散にもいいでしょう。そして、もともと飲まない人は無理に飲む必要はありません。僕にとって一番最悪なのは、飲みすぎて変なスイッチが入り、身体を張ってネタをやった結果スベるときです（笑）。地獄の空気によってさらにお酒が進み、翌日は二日酔いと自己嫌悪で二度とお酒を飲むまいと誓うのです。

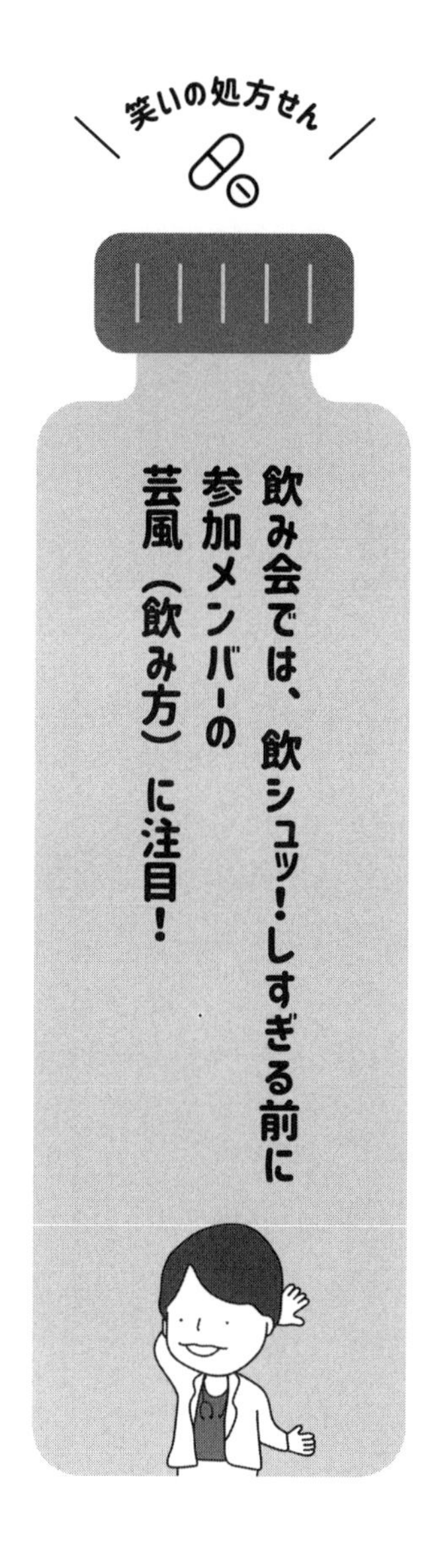

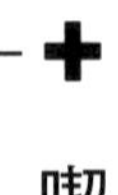

喫煙者はタバコの一利を探しがち

オフィスや飲食店で、禁煙・分煙化が加速しています。芸人界隈を見渡してみても、もともと吸わない人が増えていますし、健康のために禁煙した人、もしくは加熱式タバコに切り替えている人が増えてきました。

アラフォー以上の世代の葉巻のように、逆に紙タバコをファッション的に吸う若者も増えているそうです。これもレトロカルチャーのひとつですね。タバコがもたらす身体への影響を医者の観点からお伝えすると、喫煙は〝人生でやめたほうがいいことランキング〟ぶっちぎりの1位です。不動の1位と言ってもいいかもしれません。

タバコの煙には200種類以上の有害物質が含まれ、そのうち約70種類に発がん性があるといわれています。ここで代表的なリスクを書き出してみましょう。

がん	肺がん、口腔がん、咽頭がん、喉頭がん、 鼻腔・副鼻腔がん、食道がん、胃がん、 肝臓がん、膵臓がん、膀胱がん、子宮頸がん
脳・心血管疾患	動脈硬化、心筋梗塞、脳梗塞
呼吸器	気管支ぜんそく、肺感染症にかかりやすくなる、 慢性閉塞性肺疾患（COPD）、 慢性気管支炎、肺気腫
妊娠中	早産、低出生体重児、流産、 乳幼児突然死症候群（SIDS）
視力	白内障、加齢黄斑変性症
口腔	歯周病、虫歯、歯の変色
免疫力の低下	感染症に対する抵抗力が弱まる可能性
その他	認知症、皮膚の老化を早める、骨密度の低下、 嗅覚や味覚を鈍くする　など

怖いですよね。リスクは自分だけにとどまりません。タバコを吸わない人が、自分の意思とは関係なく煙を吸い込んでしまうことを〝受動喫煙〟と言いますが、厚生労働省の調査によると、受動喫煙でなんらかの病気となり亡くなった方は実に年間1万5000人いると推計されています。家族や周囲まで巻き込み多くの人がやめようと思ってもなかなかやめられないタバコ。その原因は、タバコに含まれる毒物〝ニコチン〟の強い依存性にあります。喫煙者の中には「タバコはストレス解消になる」なんて言う人がいますが、大きな誤解です。体内のニコチンが切れてイライラする（ストレス）ところに、タバコを吸ってニコチンを取り込んでイライラが一瞬解消されただけ。ニコチンが切れたらイライラするから、またタバコを吸いたくなり……。タバコはストレス解消どころか、ストレスを増やす原因になってしまっているのです。この無限ループをニコチン依存症といいます。

クリニックの診察でも、前回の診察でタバコを吸わないように伝えていたのに「タバコは吸わずに継続できていますか?」と聞くと「はい、それはもう」と答えるものの、よくよく聞くと「〝自分の〟は吸ってない」「人からもらった1本なんですけど」と苦し紛れの言い訳を展開する患者さんがいます（笑）。ウソをついてまでタバコを吸いたいという、恐ろしいまでの依存度がわかるエピソードです。

そんなリスクしかないと思えるタバコですが、僕が強引に〝一利〟を挙げるとするならば、喫煙スペースで生まれるコミュニケーションでしょうか。タバコを吸わない僕からすると、仕事場のテレビ局やライブ会場、吉本本社の喫煙スペースには妙な憧れがありました。どんな話をしているんだろう？　普段は緊張して話せない先輩に、喫煙所でならうまく話しかけられるのだろうか？　喫煙所には、職種や年齢、立場を超えた独特の連帯感、（身体に）悪いことをしているという共犯関係が生まれているような気もするのです。

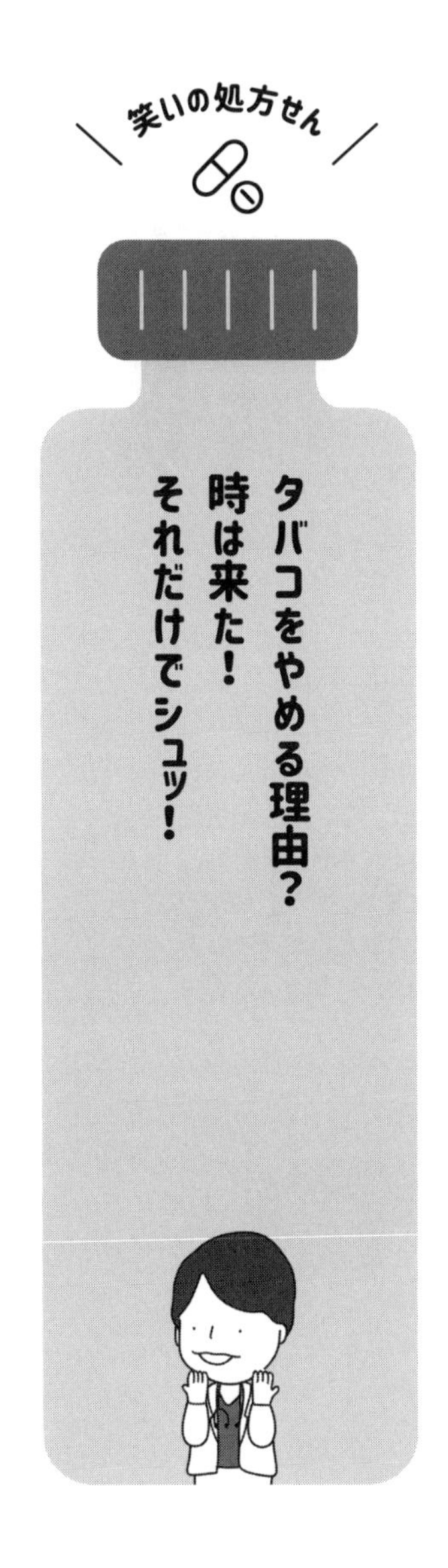

＼しゅんPが聞いた／

アラフォー 禁煙成功 エピソード！

Aさんの場合

健康診断のＭＲＩ検査で引っかかってしまった私。病院でも「タバコはくも膜下出血のリスクが高まるからやめたほうがいい」と言われ、半年経過観察となりました。それでもごまかしながら吸い続けていたのですが、同じく喫煙者の友人が脳梗塞を発症。それを機に「私も禁煙するから、一緒にやめようよ」と誘い、私だけ禁煙に成功しました（笑）。

Bさんの場合

結婚して、奥さんが妊娠したことをきっかけに、タバコをやめました。家族への受動喫煙も心配ですし、やめられて本当に良かった。そして子育ては何かとお金がかかりますが、毎月のタバコ代が節約されたこともあり、奥さんも大満足です。喫煙可の飲食店を探す手間もなくなりました。

Cさんの場合

コーヒーと一緒に吸うタバコの味が好きでした。禁煙しようと決めてから、コーヒーを見ると〝パブロフの犬〟のごとく無意識にタバコが吸いたくなってしまうので、少しの間、コーヒー断ちをしてみました。タバコだけをやめるのではなく、習慣や環境ごとタバコから一回切り離すことが大事だと思いました。

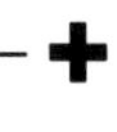

〝適度な運動〟をひも解いてみた

運動、どのぐらいしていますか？

僕は歌ネタの「ヘイヘイドクター」で歌いながらダンスをしているぐらいで、ほとんど運動という運動ができていません。恥を忍んで告白すると、プライベートでシティマラソンに応募したものの、まさかの入金忘れでせっかく当選したのに走れないという情けない顛末になったことも。芸人になってから、スポーツジムに通ったり、芸人のバスケチームに入ったりもしましたが、一度行かなくなると行きづらくなって断念。富士山も年1ぐらいで登ろうと決めたときもあったのですが、忙しくて断念。また、コロナの感染リスクも少なく、お医者さん同士の付き合いやビジネスにつなげたい目的で始めたゴルフも、最近はなかなか行けていません。……とまぁこんな感じで、読んでおわかりの通り、何事にも広く浅く手を出して、すぐに飽きてしまうタイプなんですよね、僕は。生粋の三日坊主ですね。これに加えて、若い頃に比べて身体を動かすとすぐ疲れてしまい、ますます運動することから足が遠のいてしまっています。読者のみなさんもきっと同じはず！

実際に日本では、運動習慣のある人は、20歳以上の男性で平均３３・４％、女性で２５・１％。過去10年間で見ると、男性はほぼ変わりないが女性は減っている。年齢別では、最も低いのが僕と同じ40代男性と30代女性。**男性は40代が一番運動しないというデータが出ています……。**

医学の面からいうと、運動することは、死亡率全体や循環器系の病気の死亡率の低下と関連していることがわかっています。心臓病、大腸がん、乳がん、糖尿病、高血圧、骨粗鬆症（そしょう）、肥満、腰痛、転倒による骨折のリスクの予防になり、また、筋肉がつくとエネルギー消費量が増え､脂肪が減りやすくなります。ストレスや不安を減らしたりする効果もあるので、うつの予防にもなりますし、認知症の発症リスクが低くなるともいわれています。

運動をすれば健康になる――子どもの頃からそういわれて育ってきたのに、ここまで頑なに運動をしてこなかった人が、いきなり明日から「さぁジムに通おう！」とはなかなかなりません。僕がそのことを証明しています（笑）。そこで考え方として**「運動」を「身体を動かすこと」程度に切り替えてみてはいかがでしょうか。**たとえば「ボディメイクのために筋トレをする」ではなく、「暮らしていく上で必要な筋肉を身につける」と言い換えると、少しは足が軽くなりません？

僕が実践している「ながら作戦」もオススメです。たとえばランニングやウォーキングでも、もう1つ目的を掛け合わせてみる。僕は麻雀が好きなので、ウォーキングをしながら麻雀の解説を聴いています。好きなことのために歩くという感覚なので日々継続しやすく、習慣化すると「もっと歩きたい！」とさえ思うから不思議です。もちろん、音楽を聴くも良し、落語を聴くも良し、街の景観を楽しむも良し。

最近はやりの「コンビニジム」はコロナ禍の運動不足を解消するための場所として注目されましたが、スキマ時間に低価格で利用できる魅力がタイムパフォーマンスやコストパフォーマンスの時代とマッチして、コロナ収束後もにぎわいを見せているようです。短時間のトレーニングですぐに結果が出なかったとしても、代わりに「身体を動かしている自分」「続けることができている私」という充足感や自己肯定感が得られますし、何より、1日の生活リズムの中に「身体を動かす」時間を組み込むことこそ、運動不足の人たちからすると大きな一歩です。僕を含め、これができなくて悩んでいる人が多いわけで……。

ちなみに、どれだけ動いても1日の消費エネルギーの上限は決まっているという説もあり、たとえば家事で忙しい人は、運動はできていなくても、生活活動で知らず知らずのうちに運動不足を解消している可能性もありますよね。ジムに通ったり、道具を用意しなくても身体を動かせるチャンスは生活の中にあふれています！

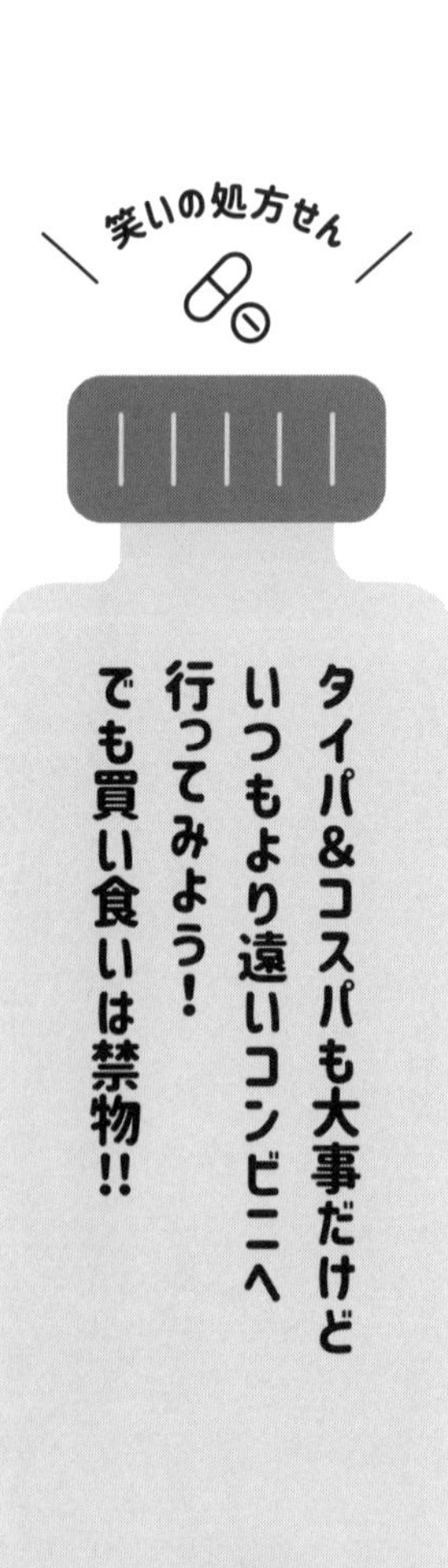

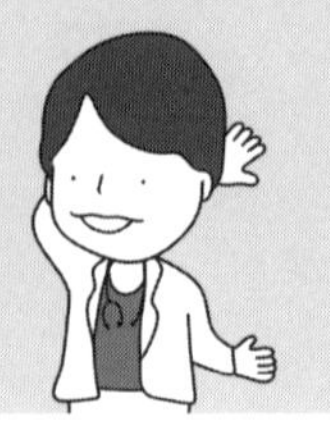

健康づくりのための運動例

有酸素運動

●目標：週に少なくとも150分～300分以上の有酸素運動が推奨。週に150分以上の運動は心血管疾患予防に効果的とされています（ハーバード大学の研究によると、心疾患のリスクを約30%～50%下げる可能性があり、300分だとさらにリスクが低下する可能性を示唆）

●頻度：週に5回以上が理想ですが、週3回でも効果があるとされています。

●時間：1回当たりの運動は30分以上が望ましいですが、強度が高い場合は15～20分の短い時間でも効果があるとされています。ウォーキング、ジョギング、サイクリング、水泳、ダンスなど、心臓と呼吸に負荷をかける運動を選択し、週の間に分散して行うことがおすすめ。

筋力トレーニング

週に2回以上。
30～60分程度が理想です。

柔軟性とバランスのトレーニング

週に2回以上。15～30分程度。
ストレッチ、ヨガ、バランスボールなど。

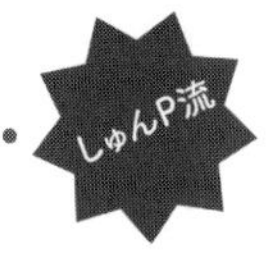

ハードル低めの運動例

まずは週に2回、15分のウォーキングから始めましょう！　これならそこまでハードルは高くないので続けられそうだと思いますよね。それも、歩きながら音楽を聴くとか、リフレッシュの時間に充てましょう。子どもや犬との散歩、夫婦で歩きながら会話しても良いかもしれません。慣れてきたら距離と回数を少しずつ増やしていき、週に5回くらいルーティン化できたらGOODです。家でYouTubeなどの動画を見ながら、ヨガや軽いダンスを15～30分習慣的にするのも良いと思います。少し運動強度を上げて、週1回くらい水泳やサイクリングなんかもできたら言うことなし！　ゴルフもオシュシュメ！

座りすぎが老化への第一歩

オフィスでは長時間のデスクワーク、そして家ではスマホにネットにゲームなど、僕たちは1日の大半を座って過ごしているといえます。現に、**世界20ヵ国を対象にした調査**[※9]**では、「日本人は座り時間が最も長い」という衝撃の結果も！** 今はロボット掃除機の普及など、立ち上がったり動いたりせずとも指一本で家事ができちゃう時代。そしてリモートワークの普及と外出機会の減少によって、座りすぎの方がさらに増えています。

理由は簡単です。楽だから！

座りすぎが健康にとって悪いということはあまり周知されていません。長時間の座りっぱなしが腰痛や肩こりを招くというのは誰でもわかると思いますが、実は命に関わる病気のリスクまで増やすということが研究で判明しています。「第二の心臓」と呼ばれる太ももやふくらはぎの筋肉の代謝や血流が低下する循環器系に影響が出ますし、その後メタボになってしまうと、心臓病や脳卒中、がんのリスクも高まります。たとえ日常的に家事や運動で身体を動かしていたとしても、**1日8時間以上座っていたら、3時間未満の人と比べて死亡リスクが10％増える**という研究結果や、座って5分経つと血流速度が急激に下がり、30分座り続ければ血流速度が70％低下するという実験結果も出ています。

エコノミークラス症候群も有名です。食事や水分を十分に摂らない状態で、飛行機や新幹線、車などの狭い座席に長時間座り足を動かさない状態が続くと、血行不良が起こり血液が固まりやすくなります。その結果、血の固まり（血栓）が血管の中を流れ、肺に詰まって肺塞栓などを誘発する危険性があります。飛行機でなくても同様の条件がそろえば発症のリスクがあります。

また、椅子に座るとき、足を組むのがクセになっている人もいますよね。長時間同じ姿勢を続けると疲れてきてしまうからこその行為だと思いますが、これにも注意が必要です。足を組むと腰痛や肩こりの原因になるほか、下半身の筋肉の緊張が血流の悪化を招き、冷えの原因になります。足を組む×長時間座りすぎは最悪の組み合わせなのです。

僕も医師という職業柄、診察中はずっと座りっぱなしです。ただ身体がムズムズしてくるので、診察の間に意識して立ち上がったり、トイレに行ったりしながら、座りっぱなしを解消するようにちょこまか動くようにしています。みなさんも、30分に1回立ち上がって、2〜3分でもいいのでブレイクタイムを設けましょう。何度も立ち上がることが許されない環境の場合は、座ったままできる足指のストレッチなどを取り入れて、血流を促進させましょう。

そういえば、吉本の社員さんとのミーティングで思ったことがあります。基本的に打ち合わせ中はずっと座っているのですが、打ち合わせが終わり、帰りぎわに軽く立ち話になったときに、会議中は停滞していた話がグッと前に進んだのです。座るよりも立っているほうが相手との距離が近くなるし、緊張感も和らいで発言が活発になる。ということは、**世の中のミーティングや会議というものは、もはや立ってやったほうがいいのでは？** すでに実践している企業もたくさんあるようですが、座りすぎ対策にもなるし、何より眠くなりにくいのがいいですね（笑）。

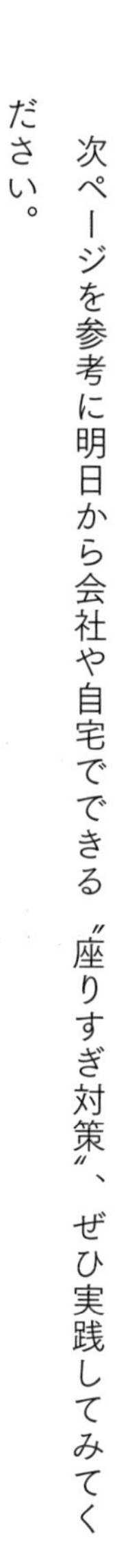

次ページを参考に明日から会社や自宅でできる〝座りすぎ対策〟、ぜひ実践してみてください。

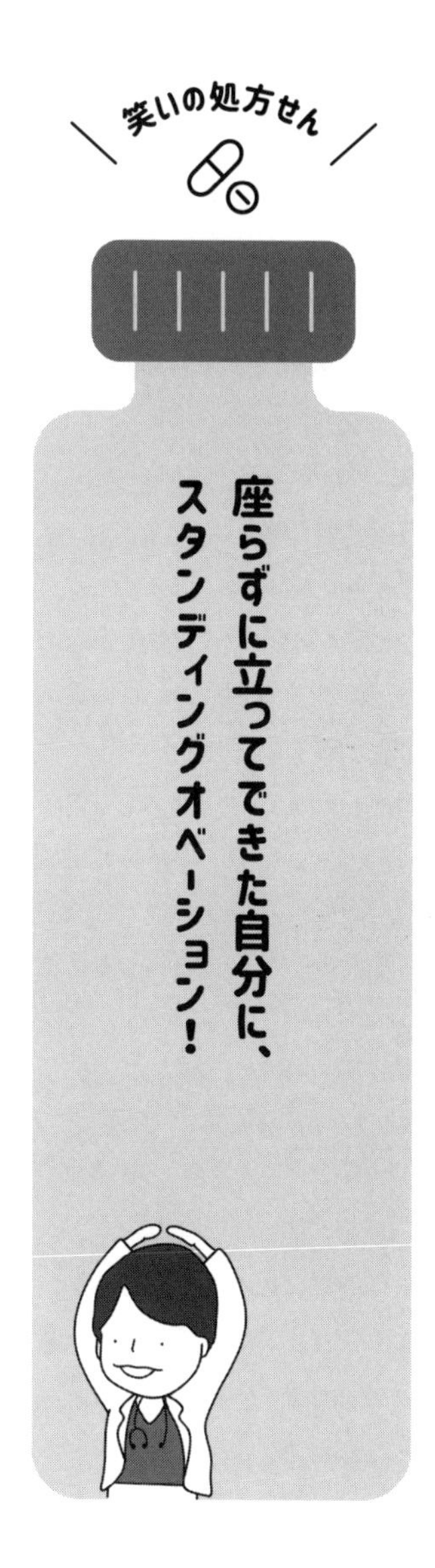

しゅんP流 スタンディング健康法!!

会社の場合

★ **通勤電車**で席が空いていても立つ！

★ もちろん困っている人がいたら**席は譲る**！

★ **会社内の連絡**は、メールだけなく、口頭でも伝えにいく！

★ こまめに**プリントやコピー**を取りにいく！

★ **遠いトイレ**まで足を運ぶ！

★ たまに**外気**にあたりにいく！

★ **会議やミーティング**を座りではなく立ったまま行ってみる！

★ **デスクワーク**でも1時間ごとに立って軽い体操をする！

★ **ランチの時**に15分くらい歩く！

★ **休憩時間**にオフィスの周りの散歩を習慣にする！

★ エスカレーターやエレベーターを使わずに**階段**を使う！

★ **意味もなく**たまに立つ！

自宅の場合

○ 掃除機を使わず、たまには**床を水拭き**してみる！

○ **テレビCM中**は、立ち上がって家事やストレッチをする！

○ **家事**も立ったまま行ってみる！

○ 近くの**スーパーやコンビニ**に行くときは、車ではなく歩いていく！

○ **テレビのリモコンやゴミ箱**はわざと遠くに置く！

○ ネットショッピングよりも**リアルショッピング**を増やす！

○ **シャワー**は立って浴びる！

○ **意味もなく**たまに立つ！

P.50

※1味蕾(みらい)――舌の表面にある、ブツブツの形をした小さな器官。味を感じ取り、神経細胞を経て、脳で「甘い」「苦い」などを感じる器官で、赤ちゃんの口の中には約1万個の味蕾が存在するといわれる。その数は、加齢とともに減少。つまり、子どものほうが味覚に敏感ということになる。

P.52

※2専門家が指摘――医薬品ではないため、品質管理の問題点が指摘されている。医薬品は薬事法に基づき「医薬品の製造管理及び品質管理に関する基準」で要件が定められ、一定の品質が保たれているが、サプリメント型の健康食品は、品質管理は企業任せなところが大きい。実際、研究では長期的に大量摂取した場合の安全性はほとんど確認されておらず、摂りすぎには注意が必要といわれている。

P.55

※3地中海食――イタリア、ギリシャ、スペインなど地中海沿岸の食事や食習慣を指す。肥満や糖尿病、高血圧などの生活習慣病の予防・改善に効果的といわれ、心筋梗塞や脳卒中などの予防にも良いとされている。その特徴としては「オリーブオイルや乳製品（ナチュラルチーズやヨーグルト）を毎日摂ること」「牛肉や豚肉は月数回に抑える」「野菜や果物を多く摂る」などが挙げられている。

P.56

※4HbA1c（ヘモグロビンエーワンシー）――赤血球の中にあって酸素を運搬する成分であるヘモグロビンが血液中のブドウ糖＝血糖と結合してできたもの。過去1～2ヵ月間の長期の血糖の指標を表しており、6.5％以上の場合には糖尿病型と診断される。

P.59

※5ウェルビーイング――英語でwell-being。世界保健機関（WHO）憲章で定められた「健康とは、病気ではないとか、弱っていないということではなく、肉体的にも、精神的にも、そして社会的にも、すべてが満たされた状態にある」ことを指す。

P.67

※6セロトニン――脳内の神経伝達物質のひとつで、ドーパミン、ノルアドレナリンを制御し精神を安定させる働きをする。精神が安定し、幸福感を得やすくさせる作用があるため「幸せホルモン」とも呼ばれている。

P.67

※7海外の研究――出典 Katsanos CS et al.(2005). Am J ClinNutr.

P.68

※8フレイル――日本老年医学会が2014年に提唱した概念で、英語「Frailty（虚弱）」をもとにした用語。健康な状態と要介護状態の中間に位置し、身体的機能や認知機能の低下が見られる状態のことを指す。

P.94

※9世界20ヵ国を対象にした調査――シドニー大学などオーストラリアの研究機関の調査で、日本人の成人が平日に座っている時間が、世界20ヵ国中、最も長い1日420分＝7時間という結果になった。世界保健機関（WHO）によれば、1日に座っている時間が4時間未満の成人と比べ、1日に11時間以上座っている成人は死亡リスクが40％も高まるといわれ、「世界で年間200万人の死因につながっている」という発表もある。

第3章

耳をすませば聴こえてくる心の声

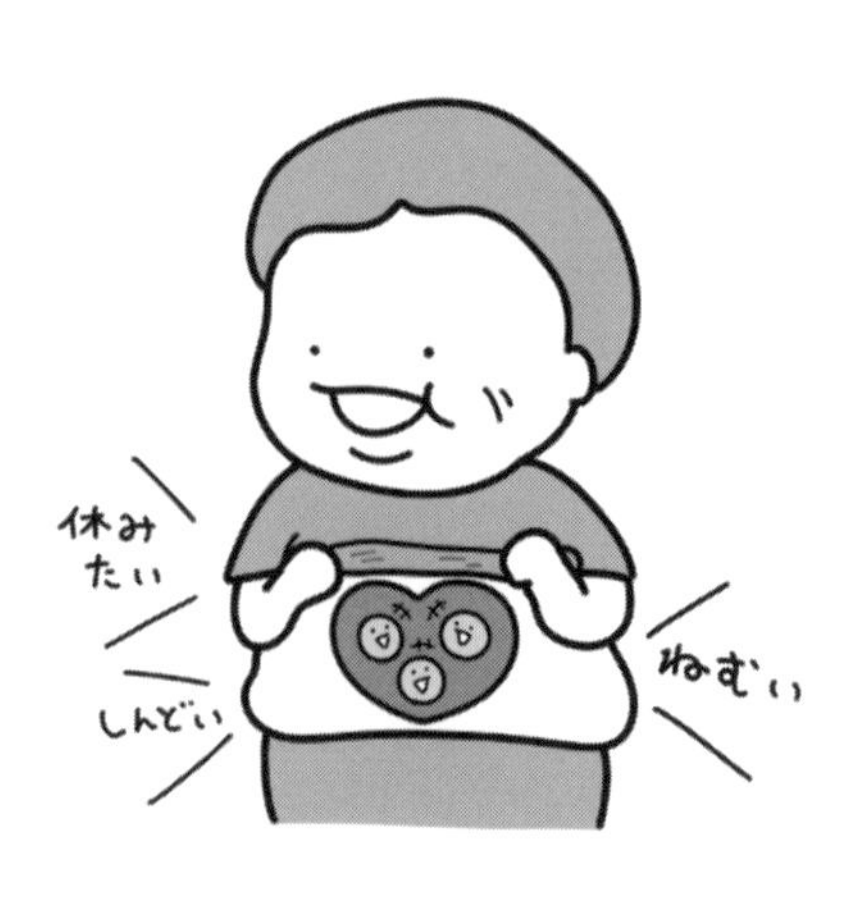

運動もメンタルも、大事なのは〝脚力〟だった

責任を伴う仕事を任されがちで、家族がいれば子どもの養育費や親の介護問題も抱えている。そんなプレッシャーとうまく付き合っていきたいのが働く40代なのだと思います。

ここで大きく2つの生き方に分かれます。忙しくて自分自身の健康に目を向ける余裕がなくなる人と、年を取るにつれてできた余裕からライフスタイルを大きく見つめ直す人。たとえば前者は、中間管理職として常に上司や部下の不満を聞く立ち回りで、自分の不満は誰にも聞いてももらえずに孤立している人も少なくないんじゃないでしょうか。フリーの人だって、自由を謳歌できないどころか社会のしがらみに縛られているとさえ感じることもありますよね。知らないうちにストレスが積もり、アンコントロールになる前に考えていただきたいのですが、あなたは自分のストレスをどのぐらい自覚していますか？

まずストレス（stress）という単語は、英語で「悲しみ、苦悩」を意味するディストレス（distress）に由来します。distressのルーツは、ラテン語のdistrictus。これは心が別々の方向に引き離されて落ち着かない状態を指します。米国精神医学会の分類によると、**ストレスの原因は「急性」と「持続性」に分けられています。急性のストレスは突発的な出来事が原因となります。たとえば失恋や離婚、パートナーの不慮の死、などです。一方、持続性のストレスは時間をかけてゆっくりと心身を侵食していくもので、家族間の喧嘩や仕事でのトラブル、家のローンや重い病気など様々な原因が挙げられます。**また、結婚や出産など一見おめでたいことであってもストレスの原因になってしまうのです。

僕自身も芸人と医師という、あまりにも距離感の遠い2つの仕事のギャップに頭を悩ますこともあります。昼は診察、夜はライブ出演という日は、気持ちの作り方がとても難しいです。仕事がどっちかに片寄りすぎても、自分は何がしたいのだろう……と、よくわからなくなることもあります。ただ、基本的にはなんとかなるさの精神で、幸いなことに家族と一緒に楽しい日々を過ごしています。

そんな楽観的な僕であっても、たまに漠然とした不安にさいなまれることはあります。

それを象徴している出来事が、まさにコロナ禍での生活にありました。初めての行動様式を余儀なくされ、情勢不安から経験したことのない悶々とした日々を誰もが送っていたと思います。出口もなかなか見えず、ストレスをためた方もたくさんいるのではないでしょうか。僕もその1人です。

クリニックにも、ストレスを抱えた患者さんがたくさんいらっしゃいます。主に仕事の悩みが多く、**中堅のポジションとしてのプレッシャー、苦手な同僚との不和、上司からのパワハラやセクハラ、手塩にかけて育ててきた部下の退職、キャパシティを超える仕事量、部署異動に伴う新たな人間関係への不安など**、理由は様々です。また、既婚女性のストレスの要因としては、ご近所付き合いやママ友との人間関係、自治会活動でのプレッシャーなどもありました。

では、ストレスを放置していると、健康面にはどんな影響があるのでしょう?

僕が思うに、ストレスは、ほとんどすべての病気に関連している気がします。発症しやすい病気としてパッと思いつくだけでも、帯状疱疹やじんましん、メニエール病、うつ病、過敏性腸症候群、突発性難聴、高血圧、脳卒中、心筋梗塞、気管支ぜんそく、胃・十二指腸潰瘍、肥満症などが挙げられます。慢性的にストレスがかかった状態では、不眠や微熱、動悸、息苦しさ、全身倦怠感などの症状に悩まされますし、手足が冷たくなったり、筋肉のけいれんが起きたり、耳の中でポコポコ音がするなど特殊な症状が出る人もいます。さらに、ストレスがかかることで、タバコやアルコールの摂取量が増えることもわかっています。また、長期の転勤や出張などが多く、慣れない環境で過ごさなくてはいけない人の健康状態は、少ない人よりも総じて悪いという研究結果もあるようです。就職や転職も大きなストレスがかかることが多いですね。主に人間関係や社風に慣れるまで我慢できるかがポイントだと思いますが、精神を病んでまでそこにいなければならない理由はあまりない気もします。

一方で、ストレスは悪いことばかりではありません。**〝タイムプレッシャー〟といって、締め切りや制限時間というある種のストレスがかかると、いつもの倍以上の集中力やパフォーマンスを発揮できたりします。**緊張感によって引き起こす、いわゆる火事場の馬鹿力というやつですね。締め切りギリギリまで仕事をため込むなよ、というツッコミはさておき（笑）。

と、ストレスには一長一短ありますが、僕はやっぱり、健康的な生活を脅かすストレスとまともに向き合う必要はないと思っています。**不安感や緊張感、焦燥感やイライラしやすいと自覚している人は、自分に害を与える何らかの刺激（ストレッサーといいます）から「逃げる」こと。そして、苦手な人との関係を強引に修復しようとせず「諦める」こと。**

この2つを意識できたら、だいぶ心が楽になりますよ。

昔、大学で上下関係に悩んでいたことがありました。実は医学部の世界は上下関係が強く、時代もあってか上級生の意見は絶対でした。当時の僕は、そんな状況に対して疑問を持っていたのに、怖くて「この状況はおかしいです」と言えませんでした。ただここ数年、世の中的にハラスメントへの問題意識が高まってきていて、ようやくあのとき僕が変だと思っていた世界が変革し、望んでいた社会が来ているような気がします。そして、パワハラにまつわるニュースもたくさん報じられ「会社が自分を守ってくれるとは限らない」ということもわかってきました。だから、もし今いる場所が自分にとってストレスフルな環境で、1人では打開策を見いだせないのなら、もっと自分が輝ける場所を探せばいいのです。そういえば、僕たち40代が若い頃にイヤというほど聞かされた「石の上にも三年」ということわざ。「過酷な状況でも、時間と忍耐で乗り越えろ」という根性論ですが、時代は変わりました。症状が出ているということは心の声が悲鳴を上げているサインです。日常生活に支障が出るような状況なら、逃げてしまっていい。逃げるは恥だが役に立つ、です！

ストレスの原因となっている人や物事からできるだけ早く離れる。できるだけ遠くに逃げて距離を取る。これからの僕たちのメンタルには〝脚力〟が必要なんです。

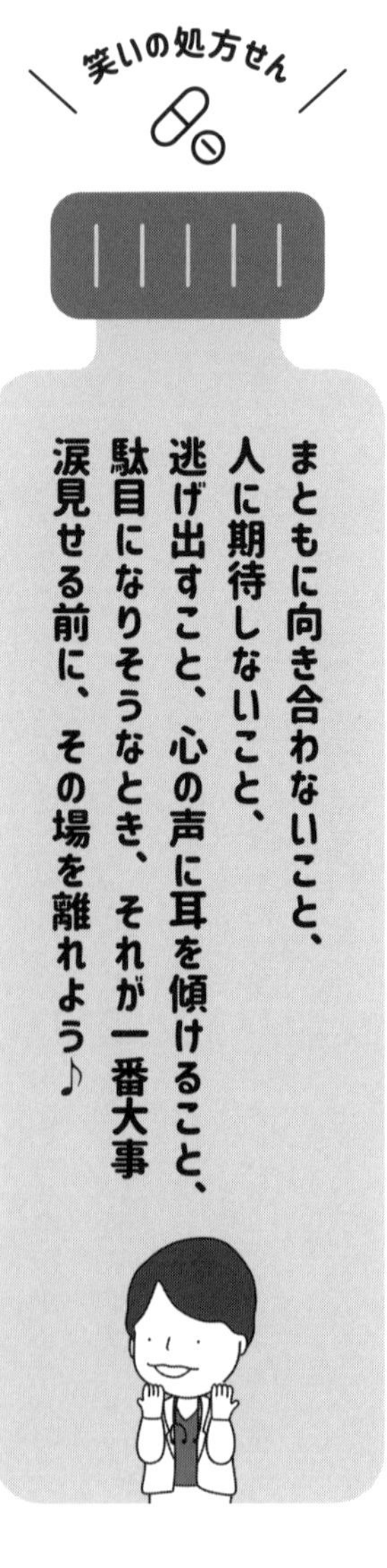

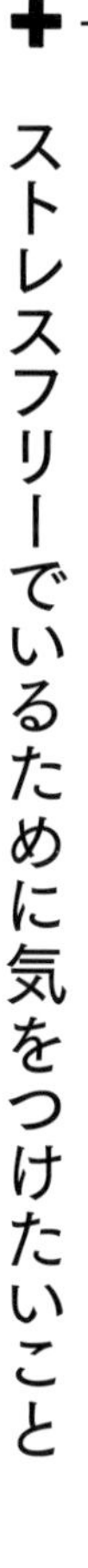

ストレスフリーでいるために気をつけたいこと

仕事や家庭、社会など自分ではないほかの誰かと関わる以上、相手との感情的な摩擦は避けて通れず、完全にストレスフリーな状況に身を置くことはなかなか至難の業ですよね。「すべての悩みは対人関係の悩みである」と、かの有名なアドラーも言っています。でも僕は、普段のちょっとした工夫や気の持ちようで、誰かにストレスを感じたり、いら立ったりすることを極力減らすマインドセット[※1]を持てると思っています。

まずここでは、ストレスや怒りがどう生まれるかのメカニズムについて僕なりに掘り下げてみたいと思います。仕事でも私生活でも、自分が普段気をつけていることや、心がけていることに反する行動を他人にされると、コミュニケーションにおいての〝違和感〟を感じることがありますよね。

たとえば、他人に対してやけに厳しい人、仕事の振り方が雑なのに失敗すると怒る人、自分の話ばかりしている自己中心的な人……いますよね？

自分と異なる価値観に直面したときに感じる違和感の正体が、ストレスなんだと思います。このときのコミュニケーションのズレが怒りや悲しみの感情を引き起こすと、悪循環が始まります。ストレスのメカニズムを把握し、怒りの感情と上手に向き合うための心理教育＝アンガーマネジメント※2も昨今、注目されるようになりました。

怒りの根っこを掘り下げていくと、相手の言動に原因があるケースが多い一方で、中には「自分のプライドが邪魔して他者を許せない」から怒ってしまうケースも往々にしてあるんじゃないかと思います。自分の人生哲学・美学に反する行為をされた、自分のルールを相手が侵してきた、だから許せない。そんな怒りっぽい人を見ていると、怒りの矛先を自分から他者に変えることでストレスから解放されようとしている、そんなふうに見えることもあります。

ストレス社会の中で、ＳＮＳ疲れもよく聞くようになりました。ここで大事なのは、性別や育ってきた環境、社会的背景はそれぞれ違うわけなので「すべての人は自分と同じ考えを持って当然」というある種の病的な思い込みを捨てることです。これを心理学でフォールス・コンセンサス効果※3というのですが、その典型的な例が、たびたび炎上している子育て論争ではないでしょうか。あるママがお弁当の中身を投稿すれば「栄養バランスを考えろ」、生後間もない赤ちゃんを連れて遊園地に行ったママの投稿には「子どもがかわいそう」など、成長や方針はそれぞれの家庭で違って当たり前なのに、自分たちが決めた自分たちのルールの中でバッシングしながら、ストレスのはけ口にしている。便利な一方、投稿者もフォロワーも不要なストレスもためてしまうSNS。もし疲れたら、いったん距離を置いてみてもいいかもしれません。

僕がストレスフリーでいるために気をつけていることがあります。

以前の僕は、承認欲求が異様に強い上、どちらかというと八方美人なところがあり、知り合いが10人いたら10人全員に気に入られたいと思っていました。**でも40歳を迎えてからは、「すべての人に好かれようとしなくても別に構わない」と思うようになりました。**そして自分になんらかの害（ストレス）を与えそうな人からは、なんの後ろめたさもなく、心の中で距離を取れるようになってきた気がします。そうやって割り切れるようになったのは、お笑いや医師、家庭という居場所がある安心感からなのか、それとも中年としての余裕や落ち着きからなのかは僕にもよくわかっていません。2つの仕事を両立していることもあり、ありがたいことに知り合いの数も倍々ゲームで増えてきたから、単に中年のキャパシティ的に限界を迎えているだけかもしれません（笑）。

そこでみなさんも、**思い切って人間関係を断捨離**してみてはいかがでしょうか。

昨今の断捨離ブームで、本当に必要なものを大切にする価値観にシフトしてきました。なので、一度周りを見渡してみましょう。その人は無理をしてまで付き合いたい人なのか？自分を否定してきたりマウンティングする人ではないか？ 偉そうに感じるかもしれませんが、いま一度見定めて、場合によってはＬＩＮＥグループから退会したり、ＳＮＳでミュートしたり、そっとフォローを外してみたり、かかわり方を変えてみるのもいいかもしれません。断捨離した先に、きっと幸福を感じられる居場所、ストレスフリーでいられる時間が見えてくるはずです。

最後に、ストレス対策の応急処置編をお伝えしましょう。もし目の前の誰かに対して強いストレスを感じそうだなと思ったら、その状況を「天気」に置き換えてみてください。違和感を感じても「あぁ、雨が降ってきただけだ」と思うようにするんです。雨や雪、台風って〝避けようにも避けられないもの〟。勝手にこちらが晴れを期待しているだけで、降るときは降るものだし、雨に対して僕らは激昂することもないわけで。たとえ相手の言動にイラッとしても「これも自然現象だ」と割り切ってやり過ごしちゃいましょう。

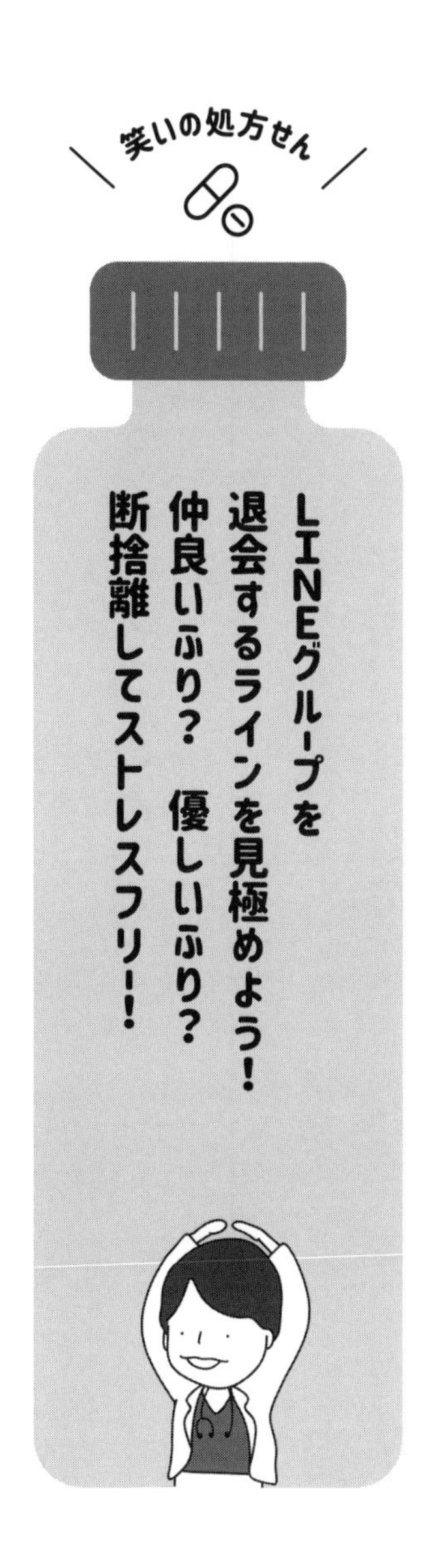

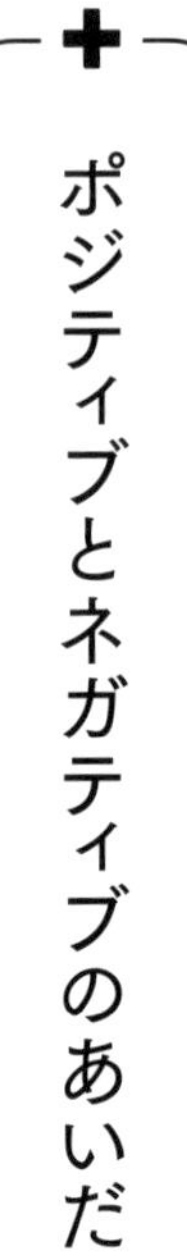

「病は気から」ということわざがあります。実際にはなんの治療効果もない偽の薬を飲んでいるのに、「効き目がある」と思い込むと、本当に症状が緩和することがあるのですが、これを〝プラセボ効果〟と呼びます。そのメカニズムは完全には解明されておらず、暗示効果や期待効果などが関係しているとされています。簡単に言うと、「思い込みの力」です。また反対に、副作用が出ることもあります（ノセボ効果）。これを聞くと、その人の心理や思考に健康状態が左右される場合もあることがわかりますよね。

医療の世界では、**ポジティブ思考の人はうつ病発症率が低いほか、循環器系が健康な人も多く、心臓病や脳卒中などのリスクも少なくなることから、ネガティブ思考の人より長生きする可能性が高い**といわれています。さらに、理由が明確にわかっているわけではないものの、ポジティブ思考は状況や環境を好転させるだけでなく、ストレスの持続時間を軽減する効果も期待できるらしいです。ここまで書くと、ポジティブ思考ってなんだか無敵に思えますが、果たして本当にそうでしょうか？

巷には、明るく前向きに生きようとする「ポジティブシンキング」がたくさんあふれています。そんなポジティブな生き方の進化形とでも言いますか、「ありのままの自分を大切に」「自分らしく生きることの尊さ」がうたわれる時代になりました。ナンバーワンよりオンリーワンというやつですね。

一方で、そんな風潮の揺り戻しなのか、**明らかに弱っている人にポジティブ思考を押し付ける〝ポジティブ・ハラスメント（ポジハラ）〟も話題**に。たとえば仕事のミスで落ち込んでいるときに、同僚から「もう忘れて前向きに考えよう！」と言われたとします。その励ましは間違いではないのですが、受け取り方やコンディション次第では「何も知らないくせに」と余計な悩みが増えてしまう……これがポジハラです。「押し付け」と少々強い表現を使ったのには明確な根拠があります。幸せホルモンと呼ばれるセロトニン（P67）には、不安遺伝子と呼ばれる「S」と楽観遺伝子と呼ばれる「L」があり、日本人は不安遺伝子「S」が多い傾向だという研究もあるようです。もちろん一概には言えませんが、「日本人にはネガティブ思考の人が多い」というのは、腑に落ちる部分もあります。そんな国民性を置いてきぼりにし、身の丈に合わないポジティブ思考をまとおうとすると、その反動で振り回されてしまうと思うんです。

もちろん天性のポジティブ人間もいるでしょう。僕の周りでいえば、後輩芸人のコットンのきょん。吉本坂46というアイドルグループのメンバーとして一緒に活動している頃から、いつも笑顔で前向き。彼が悩んでいる場面をほとんど見たことがないですし、何かあったとしても「なんとかなる!」とポジティブに変換する力に長け、ゆえに周りから愛されている男です。最近も彼女と別れたらしいのですが、すぐに笑い話として前向きに話していました。それも相手の気持ちを尊重し傷つけないようにしつつ、自虐兼前向きにです。生まれながらのポジティブ人間と感じました。もしかしたらその反動で、家ではドッと疲れているのかもしれませんが(笑)。こんな感じで、きょんには混じりっけのない明るさを感じますが、自分の後ろ向きな感情にフタをして、強引にポジティブ思考になろうとする流れは、医者の観点から見ても少し危うい兆候を感じてしまうんです。

悲しみや怒りの気持ちを抑え込む状態を、心理用語で〝抑圧〟といいますが、この圧が強ければ強いほど、睡眠障害やうつに陥ってしまう危険性があります。ネガティブ思考の間って、負のループから一刻も早く脱出したい。だからといって、やみくもなポジティブ思考もまた、メンタルの不安定さを引き起こしてしまうのです。人間がストレスや心配、恐怖を感じるのって普通のことです。それらの負の感情に罪悪感を感じる必要はまったくないですし、それらのネガティブ思考が、仕事や日常生活においてプラスに働く場面も少なからずあると思うんですよね。

たとえば、ポジティブ思考＝楽観主義が行き過ぎると、目の前の問題やリスクから目を背けがちになってしまい、ストレスの根本が解消されにくくなってしまいます。そして人間関係においても、自分の言動に疑いがなくなるあまり、異なる価値観の人や意見が食い違う人を排除しようとしたり。それって僕からすると、多様性を見失っていますし、個人としての成長のチャンスも手放してしまっているように思うんです。その一方で、**ネガティブ思考の人は、常に失敗するかもしれないリスクを考えて、時には自分を疑いながら慎重に準備をすることによって、同じミスを二度と繰り返さない**でいられます。また、自分が繊細な分、身の回りの人のちょっとした心のゆらぎにだって気づけるかもしれない。

どちらの思考にもメリット・デメリットがあります。「ネガティブ思考はしない！」「ポジティブにならないと！」と、どちらか一方の思考にこだわるのではなく、ポジティブとネガティブを行ったり来たりしながら、どちらの思考の強みもうまく活用すること。『冷静と情熱のあいだ』『空と君とのあいだに』に次ぐ『ネガティブとポジティブのあいだ』ですよ！「あいだ三部作」として覚えておきましょう！

それこそが真のポジティブシンキングにつながるんじゃないかなと思うのです。しかし例えのチョイス。これもまた40代のチョイスですね（笑）。

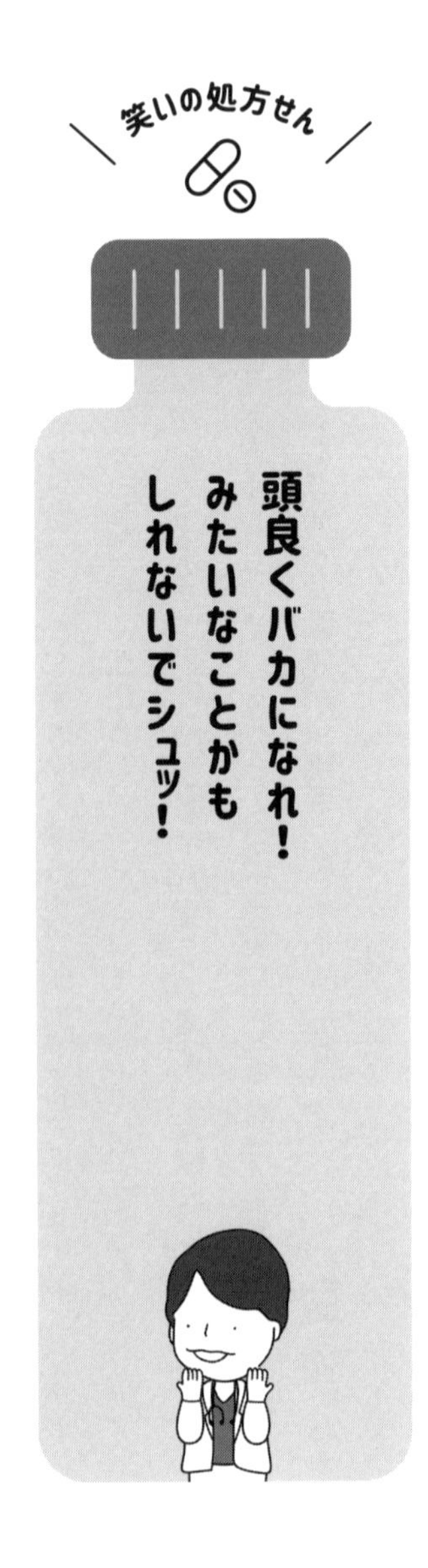

まさか自分が⁉
もしかして、MUGO・ん…うつっぽい？

精神医療の現場では、ミッドライフ・クライシス（中年の危機）※4という言葉があります。これは、**40〜50代という人生の折り返し地点を迎え、これまでの生き方を問い直さざるを得なくなり、焦燥感や不安定さを抱える第二の思春期のこと。**僕はこの時期を〝人生を考え直す好機〟と捉えていますが、すぐにうまくいく人ばかりではありません。誰もがうらやむような経歴の持ち主でも、アルコール依存に陥ってしまったりするケースが多く、それほどに中年のうつは深刻だといわれています。

僕が勤めている内科のクリニックにも、仕事や恋愛で嫌なことがあって過度なストレスがかかり、不眠や動悸、息切れ、頭痛、肩こり、食欲不振といった身体的症状や、イライラしたり、不安を抱えたり、意欲が低下したりと精神的な症状で来院される中年の患者さんが多いです。

とりわけ、ここ数年で「適応障害」の診断を受ける患者さんが増えてきました。適応障害とは、仕事の人間関係やパートナーの浮気など特定のストレスが原因で、その環境にうまく適応することができず、生活に支障を来す状態のことです。タレントが芸能活動を休止する際に公表することもあり、広くその病名が知れ渡るようになりました。患者さんの中には、新卒2~3年目の会社員さん、新人看護師さんも多く、医師としても自らを顧みる日々で、まったくひとごとではなく……。僕のYouTubeに出演してくださった**メンタルドクターのSidow先生は、適応障害を「パンツ一枚で極寒の地にいるみたいな状態」と例えました。**つまり「そのままずっと、その環境にいたら身体を壊してしまう」病気だということ。そしてこれは適応できない本人が悪いわけではありません。彼らにとっては症状が出て当たり前の環境なのです。うつ病と違い、適応障害はストレスの原因がはっきりしているため、苦しい環境から「離れる」と、症状が改善されることが多いです。

一方、うつ病とは、精神を安定させたりやる気を起こさせたりする脳内の神経伝達物質であるセロトニンやノルアドレナリンが減ってしまう病気と考えられています（モノアミン仮説※5）。ストレスだけが原因と断定できず、1日中気分が落ち込んだり、何をしても楽しめない精神症状とともに、眠れない、食欲がない、疲れやすいといった身体症状が現れます。

症状に心当たりのある方は、心療内科や精神科の受診をお勧めします。精神科はちょっと敷居が高いなと思う人は、まずは内科でも大丈夫。

適応障害やうつ病の診断を受け、仕事を休むことに罪悪感を感じる方もいると思います。昨今の働き方改革のおかげで、休むことへのハードルが下がってきているように思いますが、僕たちが診断書を書いても、受理してくれない会社も少なからずあるようで（勤務先が病院の場合ですら！）、まだまだ変わらないストレス社会の闇深さを感じます。

そして中年のうつにとって最も大事なのは、日頃から不安や悩み、ストレスを自分以外の誰かと共有することです。僕が診ている患者さんの中にも「話を聞いてもらうだけで楽になりました」と言ってくれる人がいますし、心なしか表情も明るくなっているような気がします。その方たちを診ていて思うのは、日本人は、自分の悩みやストレスにもっとオープンになるべき！ということ。

米国を例に出すと、カウンセリングを受診することは、ごく一般的のようです。会社経営者の中には専属の心理カウンセラーをつけている人もいますし、学校にはスクールカウンセラー、恋人や夫婦同士のプライベートな問題にも心理カウンセラーがかかわるなど、カウンセリングが日常生活に溶け込んでいるといえます。確かに、アルコール依存症と同様に洋画や海外ドラマで、登場人物がプロのカウンセラーに自分たちの悩みを聞いてもらうシーンが思い出されます。ひとりでも、パートナーと一緒にでも、感情をあけすけに吐き出し、状況を俯瞰して整理しカウンセラーに解決策をもらっていました。そんな欧米に比べると、日本はカウンセリングという治療法がまだ浸透していない気がします。適応障害やうつ病だと診断された人や、心の不調を感じて初めてカウンセリングを受けるパターンがほとんどだと思います。人の心って、ダムのようなもの。我慢という名の水は、放流しなければあふれてしまいます。たまに吐き出して、心の安定を守りましょう。

余談ですが、僕の青春時代は、勉強、趣味、恋愛など自分なりに充実した時間を過ごしましたが、だからといってその頃を振り返って自慢するようなことはありません。「過去の栄光は大した栄光じゃない」が僕の持論。そして、ありがたいことに好きなお仕事をやらせていただいている今のほうが「なんでもやりたい！」という情熱がみなぎっています。いつだって今が最高。もしかしたら第二の青春時代が到来するかも？　な～んて、適度にポジティブに、不惑の40歳を貫きたいものです。

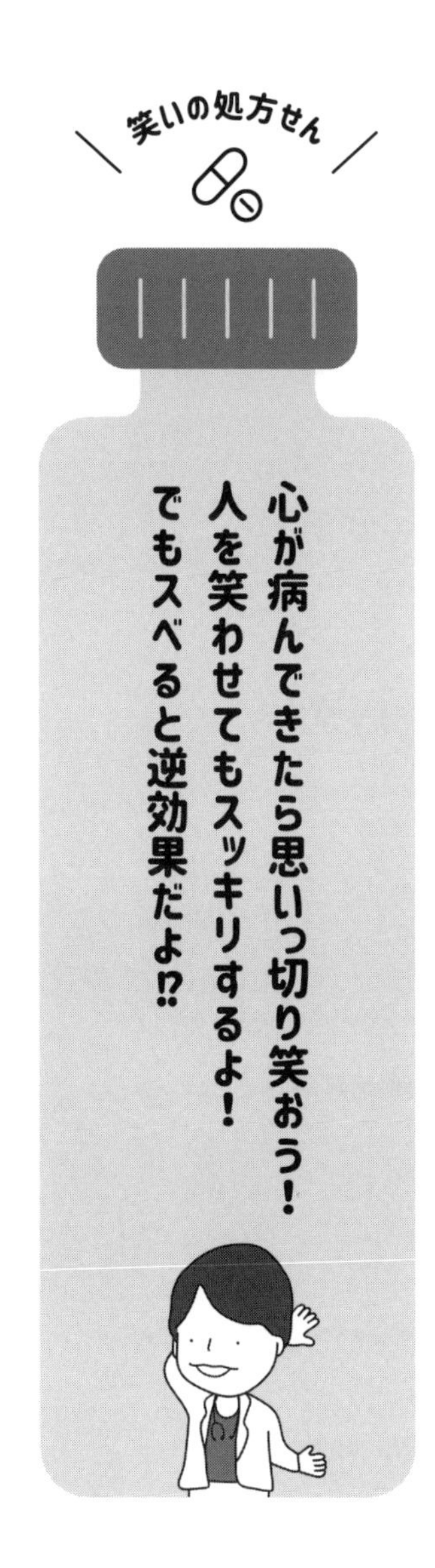

笑いの処方せん
心が病んできたら思いっ切り笑おう！
人を笑わせてもスッキリするよ！
でもスベると逆効果だよ⁉

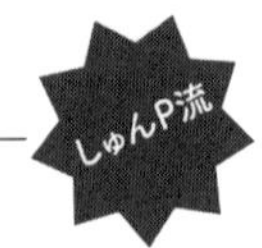

心の不調を表すサイン

心の問題

- □ 悲しみ、憂鬱感
- □ 不安感、イライラ感
- □ やる気が出ない、倦怠感
- □ ふとした瞬間に涙が出る
- □ 世界が暗く見える
- □ テレビや音楽が雑音にしか感じない

体調の問題

- □ 食欲がなくなる
- □ 寝つきが悪い、朝早く目が覚める
- □ 動悸、息切れがする
- □ 頭痛、めまいがする
- □ 手や足の裏に汗をかく
- □ 痛みに敏感になる

行動の問題

- □ メールやＬＩＮＥの返事が遅くなる
- □ 飲酒、喫煙量が増える
- □ 表情が乏しくなる
- □ 仕事のミスが増える
- □ 身だしなみがだらしなくなる、部屋が汚くなる
- □ お風呂に入らなくなる
- □ 楽しめていた趣味が楽しめない
- □ 外に出るのがおっくうになる

ひとごとではない男女の更年期

今ではメディアでも活発に語られるようになった〝更年期〟。

僕のクリニックにも、自分の身体に不調を感じた50歳前後の女性が、インターネットで調べてきたのか「更年期の症状だと思うんですが」と、ある種の確証を持って（？）受診しに来るケースが増えてきました。一般の方たちにも更年期に関する知識やリテラシーが広がっていることを実感しています。

そもそも**女性の〝更年期〟の定義は、1年以上生理が来なくなってから遡って1年前、つまり最後の生理（その後、閉経となります）を基点に、5年前と5年後までの10年間を指します。つまり閉経前後の5年間のことで、一般的な更年期は、45〜55歳頃といわれています。**更年期障害の原因については、もともとの性格や環境要因も関係するものの、共通しているのは、エストロゲンという女性ホルモンが減ってバランスが崩れることが大きな要因とされています。症状や程度には個人差がありますが、主な症状としては、ホットフラッシュ（ほてり、のぼせ、発汗）やめまい、動悸、冷え、関節痛、睡眠障害やうつ、イライラ、意欲低下などの症状が現れます。そんな更年期障害の治療としては、①ホルモン補充療法、②漢方薬、③向精神薬、の３つが挙げられます。さらに最近では、腸内環境も注目されています。私たちの腸内には約１０００種類、１００兆もの細菌が生息していることが知られており、腸内フローラと呼ばれています。腸内フローラの乱れはホルモンバランスの乱れと関係があり、エストロゲンも例外ではありません。腸内環境を良い状態に保つことで、更年期障害の症状も改善する可能性があります。発酵食品や食物繊維などを意識して摂りましょう！

更年期の症状は個人差が大きいため、何の不調も出ずにやり過ごせる人がいる一方で、つらくて日常生活がままならない人や、周囲の理解を得られずに、離職や雇い止めなどキャリアを諦めざるを得ない女性もいます。また、昔ほどは聞かなくなったものの、「あの人、最近怒りっぽいけど更年期？」「閉経は女として終わってる」というような、その世代の女性たちへのスティグマ（差別・偏見）も残念ながら存在しています。人によってどんな症状が出るかわからない分、更年期を警戒している女性が多いと思いますし、周りには話しづらいという声もよく聞きます。

そして、**更年期は女性だけのものではありません。男性も、中年以降、テストステロンなどの男性ホルモンが減少し、全身の疲労感や倦怠感、性欲低下、ED（勃起障害）、不眠、肩こり、気力や集中力の低下、イライラなどの症状が出てきます。**しかも男性は、女性の閉経のような大きな節目があるわけでもないので、余計に自分が更年期だと自覚しにくい。そして男性は強がりな性格の人も多く、昭和生まれならなおさらです。そのまま誰にも言えずにふさぎ込んでしまうと、今度はうつの心配も出てくるという悪循環に陥ります。ちなみに男性ホルモンは20代をピークに減少していくため、若い人でも更年期のような症状が出る可能性があります。

僕は医師として少しでも症状が和らぐように治療をするまでですが、更年期の問題を真剣に考えるには、不調を抱えた人をタブー視しない周囲の環境づくりや社会的なサポートが急務だと思っています。働きたい、キャリアアップしたい気持ちを更年期の不調が原因で諦めなくちゃいけないなんて理不尽すぎます。更年期のことを、個人だけの問題にしてはいけません。だからもしあなたが更年期症状に悩んでいる場合は、「不調なのは更年期のせい」と周囲にオープンにしてみるのもひとつの方法です。

そして、更年期は結局のところ、「焦らず過ぎ去るのを気長に待つ」ということに尽きると思います。更年期とは病気ではなくあくまでも時期なので、老年期に近づくにつれて個人差はありますが、少しずつ楽になってきます。歌でいうとラスサビ前の間奏部分あたりでしょうか。変化を楽しみつつゆったりこれからに備えましょう。もちろん病院で治療を受けることも大事ですし、働き方や悩みを誰かに共有して和らぐこともあると思います。決してお先真っ暗なものじゃなく、必ず終わりが来ますから。

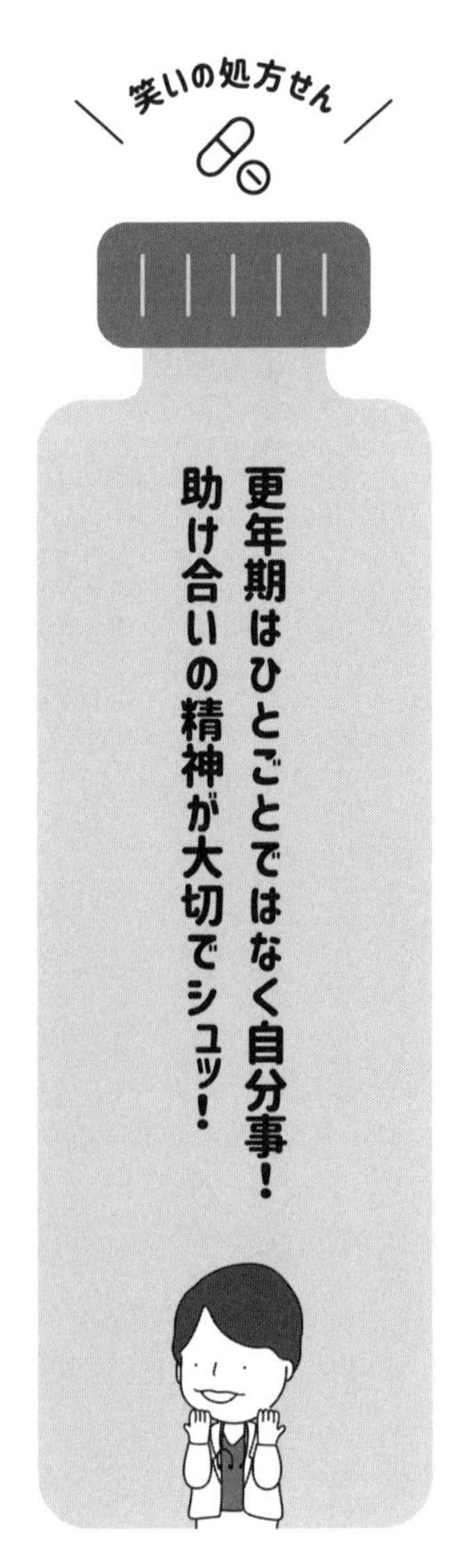

ノー睡眠、ノーライフ！

40代のみなさん、ちゃんと寝られていますか？　僕は寝つきがいいほうで、飛行機だろうが、友達の家の床だろうが、秒速で寝ることができます。ただし「睡眠の〝質〟は？」と問われると、いささか疑問です。

世界最高峰といわれるスタンフォード大学医学部の西野精治教授による『スタンフォード式 最高の睡眠』（サンマーク出版）によると、**日本人の平均睡眠時間は6・5時間。フランスは8・7時間 アメリカは7・5時間**で、毎日少しずつ積み重なる睡眠不足＝「睡眠不足症候群」の日本人が諸外国に比べて多いことがわかっています。そして、総務省統計局「社会生活基本調査報告」によれば、**男女とも30代から急激に平均睡眠時間が短くなり、40代が最短なのだそう。**特に40代女性の睡眠時間はほかに比べて短い傾向にあるとのデータも。「睡眠時間を削ってまで仕事や勉強をがんばること」を美徳としがちだったアラフォーのみなさん。「眠ることは生きる上で必要不可欠」という意識改革をしましょう！

というのも、あまりに寝不足が続くと、心臓疾患や腎臓病、高血圧、糖尿病、脳卒中、体重増加、肥満のリスクにつながる可能性があるほか、ストレスをより感じやすくなり、不安や気分障害、うつなどのメンタルヘルスへの影響も高くなるといわれています。また、人の脳は寝ている間に新しい学びの準備をするといわれているのですが、眠りが浅ければ浅いほど、日常生活に必要な注意力や意思決定能力、クリエイティビティ、モチベーション、判断力、知覚などが蓄えられないため、翌日に響いてしまいます。

加えて、睡眠の質と量は、アスリートのパフォーマンスにも大きく影響します。たとえば、メジャーリーガーの大谷翔平選手は日頃から睡眠を大事にしていると公言し、多いときで1日12時間も寝ているそう。これはトップアスリートに限らず、仕事や勉強、運動など、僕たち一般人の生活全般に関してもいえることですね。

また、**睡眠中のいびきにも怖い病気が隠されています。寝ている間に何度も呼吸が止まり、脳に酸素が行きわたらない状態を「睡眠時無呼吸症候群」と言います**が、これにも生活習慣病や心筋梗塞、脳梗塞などのリスクが潜んでいます。一般的に肥満型のほうが無呼吸吸になりやすいといわれていて、標準体形の女性でも顎（あご）の骨格や喉（のど）の奥の形によっては空気の通り道が狭くなり、無呼吸の原因となります。症状が重いにもかかわらず治療しないで放置すると約4割の人が8年以内に死亡するという報告も！　睡眠中にいびきを録音できるアプリなどもありますし、すでに家族や友人にいびきを指摘されている方は、睡眠外来を受診してみてはいかがでしょうか。日中〝どう起きているか〟も大事で、朝起きてから夜眠るまでの行動習慣が睡眠の質を高めてくれます。あなたがその夜ぐっすり眠れるかどうかは、朝の行いからすでに決まっているのです！

笑いの処方せん

無呼吸、肥満の方は要注意！
寝苦しいと感じたら
睡眠自撮りでシュッ！

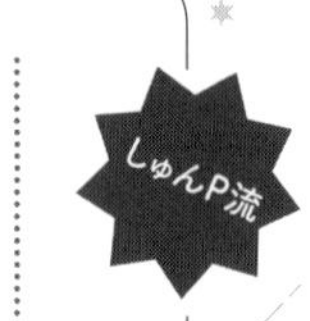

睡眠の質を上げるための行動習慣

朝の日光は必ず浴びる

起きたらすぐにカーテンを開けて、どんな天気でも朝の太陽光は必ず浴びること。日光を浴びることで睡眠ホルモンと呼ばれるメラトニンの分泌が止まり、セロトニンの分泌が上がります。できれば午前中に30分ほどウォーキングを取り入れるとセロトニンの分泌が活性化してなおグッド！

起きる時間を一定にする

平日の寝不足を解消するため、土曜日に昼まで寝てしまう方は要注意です。週末の「寝だめ」は体内時計が狂い、ホルモンバランスが崩れてしまうのでNG。休日も、普段と同じくらいの時間に起きましょう！

朝食には汁物を加える

朝食には、体温を上げ、活動を始めるためのエネルギーを補給する役割があります。体温を少しでも上げるために汁物をメニューに加えましょう。また、食べ物をよくかむことで三叉神経から脳に刺激が伝わり、覚醒と睡眠のメリハリがつきます。

昼寝を効果的に取り入れる

短時間の昼寝は健康に効果的になり得ます。30分間の昼寝を週に3回以上すると、心臓病死のリスクが37%低下するという研究があったり、週に1~2度昼寝をした人は全くしなかった人と比べ、心臓発作や脳卒中のリスクが減ったという研究があります。ただし、昼寝を1時間以上する習慣のある人は、昼寝の習慣がない人に比べて心血管疾患の発症リスクが34%、全死亡リスクが30%高いというデータが出ています。認知症発症率を2倍に上げるという説も。昼寝をするなら20分くらいにとどめておきましょう。

夕食はきちんと食べる

夕食を摂らないとオレキシン※6の分泌が促進されてしまい、食欲が増す上に、目がギンギンになって眠れなくなる可能性が大。夕食抜きは、眠りと健康にとってまさに「百害あって一利なし」。胃腸を休ませるためにも、就寝2～3時間前には夕食を済ませておくことも大事です。

就寝90分前にお風呂に入る

入浴時、40～43度のお湯に浸かると、体温が眠りへと誘うよう調節され、睡眠までの時間を平均10分間早めることが研究で報告されています。足湯はリラックス効果があるだけでなく、身体の深いところの体温（深部体温）が上がり、その後徐々に下がっていくことでうとうと寝つきやすくなります。そして足湯は就寝直前でもオーケーです。

就寝直前のスマホをやめる

スマホのブルーライトは、メラトニン（睡眠ホルモン）の分泌を抑制してしまいます。SNSやゲームも厳禁！ 電気を消してからの光に気をつけましょう。

寝るときの温度に気をつける

人間の身体は、手足の温度（皮膚温度）が高くなり、内臓などの深部体温が下がることで眠くなるようになっています。手足から熱を放出することで深部温度を下げて、眠りに入る仕組みです。なので、靴下を履いて寝ると熱の放出ができず、寝つきが悪くなります。足の冷えがつらいのなら、レッグウォーマーなどがオススメです。

眠くなるまでベッドに行かない

人間の心理として、眠れないままベッドの中で過ごすと、ベッドで眠れない経験が頭に残り、身体がそれを覚えてしまうのだそうです。いったんベッドから出て、できれば寝室からも出て別の部屋で眠くなるまでリラックスして過ごしましょう。寝室を使うのは寝るときとパートナーとの愛を確かめるときだけにしてね！

生理について何も知らない男性は時代遅れです

生理（医学用語では月経）に伴う不調は、腹痛や頭痛、倦怠感、食欲不振、むくみ、イライラ、抑うつなど、実に200以上もあるといわれています。

医者でありながらも僕自身は専門外で、生理について豊富に知識があるとはいえません。

そもそも昭和生まれの多くの男性にとって、女性の生理というものは、触れてはいけないタブー的な側面があったように思います。小学校高学年のとき、女子だけが何やら教室に集められて〝特別な授業〟を受けていました。今思うと生理についての教育だったと思うのですが、もしもその授業が男子にも開かれたものだったとしたら、こうした女性特有の現象をタブー視する社会や知識不足も生まれなかった、もしくは、少しでも考えるきっかけになったのかも、とも思います。

その知識不足が露呈するのが、巨大地震などが起きた際の避難所の生理用品不足です。

被災地の支援物資として、水や食料、粉ミルクやおむつといったもののほかに、生理用品が運ばれる映像をよく目にするものの、SNSを見ると「もらえたのはたったの一枚」といった深刻な投稿も。女性は生理中にどれだけのナプキンが必要なのか、交換頻度はどのくらいなのかなど、男性には生理の知識が浸透していないことがうかがえます。

とはいえここ最近は、生理について男性も積極的に知ろうとする機運が高まっています。大先輩である博多華丸・大吉の大吉さんは、産婦人科医の高尾美穂先生との対談本『ぼくたちが知っておきたい生理のこと』（辰巳出版）で、ご自身の知識不足をあけすけにお話しされつつ、生理のメカニズムから、生理痛、更年期や閉経、そして社会的な課題まで様々なレクチャーを受けていました。また、以前僕が出演した「ちょっと先のおもしろい未来 －CHANGE TOMORROW－ 2023」というイベントでは、おなかに装着した電極パッドに電流を流すことで男性でも生理痛を疑似体験できるコーナーが設けられ、Everybodyという男女コンビのタクトＯＫ!!さんが体験していましたが、痛みで顔をゆがめる様子を見ているだけでおなかが痛くなりました。こうして生理にまつわる女性と男性のズレを埋めるためのイノベーションが始まっているのはとても良いことです！　僕もYouTubeチャンネルで生理痛の仕組みと対処法について解説していますので、チェックしてみてください。

生理と併せて語られるべきは、ＰＭＳ（月経前症候群）のこと。生理の前、3〜10日ほど身体的・精神的な不調が続く時期を指します。高尾先生と大吉さんの対談本によると、**1ヵ月のうちで調子がいい日は10日ぐらいという女性もいるようです。**

女性からは「生理痛は我慢するもの」「生理で学校や会社を休むのは甘え」「生理ならまだしも、ＰＭＳに対しては職場の理解がないから休めない」という声もよく聞きます。つくづく昭和的な根性論って、男性だけのものじゃないと感じるエピソードですよね。医師の僕から言えることは、日常生活に支障が出てパフォーマンスが落ちるようなら、休んでもいいですし、鎮痛剤や低用量ピルの服用、レディースクリニックの力に頼りましょう！

そして男性は、女性の心と身体のサイクルを知って、相手を気遣うことが大事です。対談本の中で、高尾先生は「女性の体調が悪そうだったら『生理かＰＭＳなのかな』、結婚して何年かのあいだなら『もしかして妊活しているのかもしれない』、40代半ばぐらいであれば『更年期の症状がつらいのだろうか』と想像力をはたらかせてほしい」とお話しされていました。そばにいる女性に対し「もしかして」と思ったら部屋をクーラーで冷やしすぎない、そばでタバコを吸わないなど、些細なことでもいいんです。僕も妻の調子が悪いときは、率先して動くようにしていますし（妻からすれば全然足りないと思いますが）、イライラしているときは余計なことは言わないようにしつつ、「どうした？　何かあった？」と優しく声をかけるよう心がけています。

笑いの処方せん

実は痛みに弱い男性諸君！
生理について知れば知るほど
女性に対する見方が変わるはず！

休みが取れない大人たち

原因がはっきりわからないけれど、なんとなく体調が悪い状態のことを、医療の世界では「不定愁訴（ふていしゅうそ）」※7といいます。よくある症状としては、身体のダルさや頭痛、冷え、便秘、めまい、むくみなどの身体的なものや、訳もなくイライラしたり気分が落ち込んだりといった精神的な症状が現れ、その多くは自律神経の乱れからくるとも言われています。さらにここ数年では、コロナに感染した後にも倦怠感や思考力の低下、長引く咳など様々な体調不良を訴える人が増えています。これらの症状はコロナの後遺症ではないかと考えられていますが、現段階では断定できません。こうした原因不明の不調を感じた場合、職場にどう伝えるべきか悩ましいですよね。

医師の仕事のときの僕は、多少の発熱ぐらいでは病院を休めません。これは僕に限ったことではなく、「日経メディカル オンライン」の調査によれば、**「体調が悪くても医師な**

ので休めない」と回答したお医者さんは実に93・7%に及ぶそう。正直僕も同じ回答をすると思います。担当の患者さんが困っているのに、主治医である自分が休んでは申し訳が立たないという気持ちになりますから。ただし、高熱が出て、これは使いものにならない、正確な診断もできないと感じた場合は、患者さんや同僚に迷惑をかけないためにも思い切ってお休みするようにしています。病気を治しに来た人に、医療者側から病気をうつしてしまうようなことがあってはなりませんから。

芸人の仕事のときは比較的休みやすい……わけありません！　若手は特に仕事に穴をあけるなんてもってのほかでしたが、その風潮は少し変わってきました。感染予防に関する情報が浸透したからでしょう。吉本は所属芸人がたくさんいるので、ライブや営業で当日誰かが体調不良で休むことになったら、別の誰かがピンチヒッターで出演します。さらに僕の場合は、「医者ネタ」で笑いに変えられるのが強みです。コンビ時代、相方が風邪で休んだときには「医者の僕がそばについていながら、相方に風邪をひかせちゃいました！すいません！」。逆に僕が体調不良で休んだ場合は「医者なのに、風邪ひいてすいません！」で乗り切れます（笑）。ただし、大きな仕事のチャンスを逃すリスクはありますので、体調不良によるお休みはあくまで苦渋の決断です。

それでもいまだに「体調管理も仕事のうち」「風邪をひくのは自己管理ができていないから」なんて決めつけて言ってくる人もいます。「休むこと＝悪いこと」ではありません。健康管理をそれなりにしっかりしているのに異変が出るということは、身体からＳＯＳが出ている証拠。上司や部下の足を引っ張らないためにも「休むことも仕事のうち」と考えて、しっかり休みましょう。一方で、休んでも誰かが代打でフォローしてくれる組織づくりも非常に大事ですよね。責任感の強い40代においては「自分がいないと仕事が回らないから休めない」と思い込んでしまっている人も多い。でも実際にやってみればわかることですが、悲しいかな、自分が少し休んだところで大半の場合はうまく回ります。もちろん、一概には言えないですし、自分の代わりがいくらでもいることを認めたくないもうひとりの自分もいますが（笑）。**僕たちアラフォー世代にとって、自分が長期療養したとしても代わりにフォローしてくれる人材の育成……つまり普段から同僚に優しくしとけってことです！**

そして上司が休まない職場は、当然、部下も休みづらいものです。みなさんが新入社員だった頃、定時には帰れるはずなのに、上司が帰らないからなかなか帰りづらかった経験ありませんか？　あの不毛な時間、今だったら「タイムパフォーマンスが悪すぎる」と言えるのに……。とにかく「ちょっとやそっとの不調じゃ休めない」というかたくなな人たちを、いかにして休ませるかについては社会全体の課題にもなっており、数年前には、ある市販薬の広告でうたわれた「風邪でも、絶対に休めないあなたへ」というコピーが多くの署名によって変更されたほどです。僕たちの下の世代に根性論を引き継がせてはいけません。上の世代の僕らが率先して休みを取ることが大切なんです。

笑いの処方せん

生き抜くための前向きなズル休みなら全然アリ！

P.107
※1 **マインドセット** ―― 心理学用語で、人間が持つそれぞれの「無意識の思考・行動パターン」「固定観念や思い込み」「物事を捉えるときの思考の癖」を意味する言葉。

P.108
※2 **アンガーマネジメント** ―― 1970年代にアメリカで生まれたとされる、怒りの感情と上手に付き合うための心理教育、心理トレーニングのこと。怒らないことを目的とするのではなく、怒る必要のあることについては上手に怒り、怒る必要のないことについては怒らずに済ませることを目標としている。当初は犯罪者のための矯正プログラムなどとして活用されていたが、時代とともに一般化され、企業の研修などにも取り入れられるようになった。

P.109
※3 **フォールス・コンセンサス効果** ―― 自分の意見や考え、行動が常に多数派でありかつ正常であると思い込む、認知バイアス（認知の偏り）のこと。

P.117
※4 **ミッドライフ・クライシス（中年の危機）** ―― 40〜50代で、自分のこれまでの人生やアイデンティティについて問い、葛藤したり不安を感じたりする時期のこと。この言葉を生み出したアメリカの心理学者ダニエル・レビンソンによると、実に80％の人たちがこの時期に大きな危機を迎えるとされている。第二の思春期／思秋期と呼ばれることも。

P.119
※5 **モノアミン仮説** ―― 1960年代に提唱された仮説。モノアミンとは、脳内の神経と神経の間を伝達するセロトニン、ノルアドレナリン、アドレナリン、ドパミンなどの化学物質の総称で、うつ病はモノアミンの機能の低下によって引き起こされるというもの。

P.131
※6 **オレキシン** ―― 食欲や睡眠に関連する、新たに見つかった神経伝達物質の一種。この分泌量によって覚醒と睡眠がコントロールされており、何らかの原因で著しく不足すると猛烈な眠気に襲われる。

P.136
※7 **不定愁訴**（ふていしゅうそ） ―― 身体の状態について、なんとなく体調が悪いという感覚や様々な自覚症状を訴え、検査をしても原因となる病気が見つからない場合のこと。

第4章

外見コンプレックスからの解放

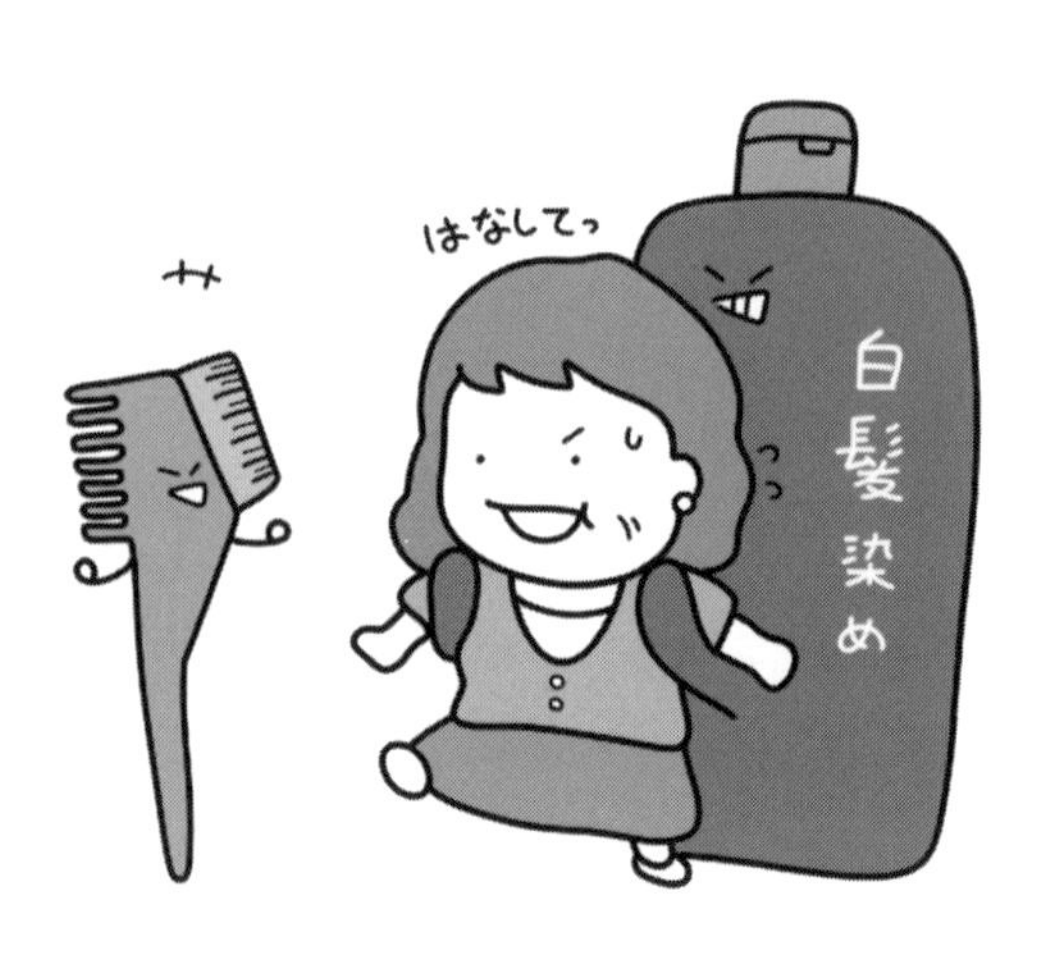

老いによる外見の劣化、受け入れますか？　あらがいますか？

僕の専門職は一般内科ですが、週に1回だけ美容皮膚科でも働いています。ふとしたご縁からそこで働く医師と知り合い誘っていただき、僕自身も美容医療に興味があったので働くことを決めました。コロナ禍でもあり、芸人としての仕事も減っていて、何か新しいことを始めたいと思っていた気持ちとちょうど合致したタイミングでもありました。内科や小児科や整形外科のクリニックはコロナによる患者さんの受診控えが著明だった一方で、美容医療は別でした。当初は患者さんが減っていくことを心配していたのに、「マスク生活で自然に顔が隠せる今のうちに！」と、美容外科や美容皮膚科に行って気になるシミやシワ、たるみなどをなくそうと美容医療にチャレンジする方が増えました。実際「増えました」なんていうレベルではなく、あまりの急増ぶりに、２０２０年には感染予防の観点から、日本美容医療協会が消費者に向けて美容医療の自粛を求める異例の文書を発表したほどでした。コロナ前までは施術後の腫れが心配で治療に踏み切れなかった人たちも、リモートワークによって毎日通勤する必要がなくなったため、ステイホーム期間を術後のダウンタイム※1に充てていた人もたくさんいました。一方で、マスク姿でいることがあまりにも長期化したために、人前でマスクを外して素顔を見せることにためらいを感じる人もいて「相手に想像していた顔と違うと思われたくない」という理由で、美容医療に踏み切るパターンもあったようです。

患者さんの中には、「リモート会議で発言中の自分の顔を画面越しに見たとき、思っていた以上の老け顔に愕然(がくぜん)とした……」「ｉＰｈｏｎｅの機能で数年前の自分の写真が突然表示されて、加齢のスピードに驚いた」なんていうお悩みも聞きました。このような生活様式の変化により、思わぬ形でアラフォー世代の外見コンプレックスがあらわになってしまうという、ある意味残酷なｗｉｔｈコロナの時代。心の準備ができていないだけにショックも大きいですよね。でもアラフォー世代の中には「親からもらった大事な顔や身体にメスを入れるなんて！」と、美容医療に対してまだまだ抵抗がある人もいるかもしれません。

そんな人たちに、僕は声を大にして言いたい。

男性も女性も、何歳になっても、外見にこだわることを諦めないでほしい！

医療業界においての美容外科、美容皮膚科の立ち位置はなかなかセンシティブで、病気やケガの治療目的ではないことが多いため、他の診療科よりも社会的意義が低いと思われがちです。「美容医療は医療じゃない」という人も残念ながらいます。

でも僕はこう思うんです。**医療が「マイナスをゼロにするもの」だとしたら、美容医療は「ゼロをプラスにしてくれるもの」だ、と。**そして、美容医療は心を前向きにしてくれる力を持っています。未来をより輝かしいものにしてくれるのが美容医療だと思うんです。

本当は外見コンプレックスをなくしたいと思っているのに、「忙しいから」「怖いから」などと言って、やらない理由ばかりを探していませんか？ 美容医療というのは、その名の通り、キレイになるための医療です。美しくなれる可能性を秘めているのに、それを手放してしまうなんて、僕からしたらもったいないの極み！ 近年の美容業界では、メスを用いて肌の切開を伴う美容整形に代わり、**メスを使わないハイフやボトックス注射（P**

163）が主流になるなど、美容医療がだいぶ身近な存在になってきましたから、ぜひ怖がらずにチャレンジしてみてほしいですね。

これらの施術を受けられるのは、美容外科、クリニック、エステサロンと無数にあり、治療法や費用はピンキリです。美しさを追求するあまり、「最先端のマシンを使いたい」「新しい治療法を試したい」とエスカレートする人もいるかもしれませんが、何事も「やりすぎ」は禁物。中には信頼性に欠けるクリニックもあるようで、訴訟問題などのトラブルに発展しているケースには、同業者である僕も心が痛みます。もしあなたが美容医療を受けるのであれば、せめて施術に対するメリット、デメリットはきちんと調べた上で行ってください。もちろん施術料金も大事な判断材料です。くれぐれも情報弱者にならないように、本書も参考にしてみてください！

僕は美容医療をきっかけに、外見の変化はもちろんですが、それ以上に表情が明るくなり、性格もポジティブに生まれ変わった方々をたくさん見てきました。「見た目よりも内面の美しさのほうが大事」という考え方もありますが、見た目も内面もどちらも同じぐらい大事だと思っています。外見のコンプレックスから解放されれば、心も安定して、不思議と他人にも優しくなれます。メンタルヘルスの向上にも確実につながりますし、それは様々な病気に立ち向かう活力となるはずです。美容にあまり興味がなかったそこのあなた、少し考えてみてはいかがですか?

笑いの処方せん

リサーチするだけなら無料！
経済的に余裕が出たら実行！

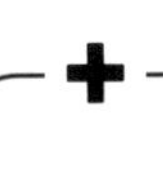

僕たちの美白宣言！
男が美肌を目指したって〝ええじゃないか〟

街を歩いていると、美意識の高い〝美容男子〟が増えているのを感じますよね。

ＳＮＳやYouTubeでも、メンズメイクや、化粧水、乳液などのメンズスキンケアの話題をよく見かけるようになりました。もともとの発端は世界的なＫ-ＰＯＰブームで、女性は言わずもがな、ＢＴＳをはじめとする男性アイドルグループの美意識の高さが注目されたこと。そんなジェンダーレスな意識は日本にも飛び火し、たとえばボーイズグループ、ＪＯ１のみなさんは、イヴ・サンローランのビューティラインであるイヴ・サンローラン・ボーテ初の男性アンバサダーに就任。ＥＸＩＴのりんたろー。さん、レインボーの池田直人は、自分のYouTubeチャンネルで常に新しい美容法を試していることを公言していますし、Ｍ-１王者となった令和ロマンの高比良くるまもＭ-１放送直後からそのきれいな肌が注目され、YouTubeで公開していたハイレベルなスキンケアルーティンが話題になっていました。僕の美容クリニックにも、世代を問わず男性のお客さんが増加中。顔や手の甲のシミを気にする40～50代の方も増えていますし、ヘタしたら奥様よりも美容についての知識が豊富な男性もいらっしゃいます。そう、旦那の関白宣言……ならぬ〝美白宣言〟なのです！

一般的に見ると、僕も〝美容男子〟のカテゴリーに入っているかもしれません。昔からピンク色が好きだったりかわいいものが好きだったり、肌にも気を配り、化粧水なども普通につけていました。周りから「女っぽくてイタいやつ」と揶揄されるのが少し怖かった時期もあります。P22のチェックシートにも書きましたが「男らしさ」「女らしさ」という言葉に違和感があって、そんな言葉を乱用する人たちの無意識の偏見に生きづらささえ感じていました。それが昨今の美容男子ブームで、大げさかもしれませんが、「男らしさ」の呪縛から解放された気がしています。

美容皮膚科で働きだしてからは、さらに美容医療とその効果に対して興味が湧いてきたのと、僕自身がアラフォー世代に突入して、「きれいな肌を保ち続けることで、素敵に年を重ねたい」と感じるようになりました。

シミやシワを解消し、美肌を目指す我々にとって、最大の敵はなんといっても太陽光に含まれる紫外線です。僕は紫外線対策として、季節を問わず、晴れの日でも曇りの日でも雨の日でも毎日、顔と首全体に日焼け止めを塗っています。ほかにも、美肌に効果があるとされているビタミンCローション、皮膚保湿剤のヒルドイドクリームも忘れずに。そして、30～40代の女性に多い、肝斑(かんぱん)※2というシミを予防する役割のアミノ酸〝トラネキサム酸〟※3というお薬も飲んでいます。

振り返ると、僕が学生だった頃は、男性も女性も小麦色に焼けた肌が健康的とされる時代でした。TVドラマ『ビーチボーイズ』で、こんがり焼けた反町隆史さんと竹野内豊さんが大人気となり、ワイルドで力強い男性がモテるムード一色。ガングロ&コギャルブームも加速し、日焼けサロンに通う人もたくさんいましたよね。でもこのブーム、今思うと非常に危ない風潮でした。というのも、紫外線を長時間浴び続けると皮膚細胞のDNAが傷つき、シミやシワの原因になるだけでなく、紫外線で負ったダメージが正しく修復されなかった場合に正常な細胞でなくなり、皮膚がんの原因になると指摘されています。害はないとうたっている日焼けサロンも、紫外線照射の影響により肌を害するリスクがないとは言い切れません。かつてのコギャルたちは、ちょうど今30代後半から40代になっているはず。あの頃、焼きすぎていたツケが取り返しのつかない肌トラブルにつながっていないといいのですが……。

紫外線以外にも気をつけたいことがあります。それは、洗顔やメイクのときの〝摩擦〟です。肌をゴシゴシこすったり、毛穴やシミをカバーしようとしてファンデーションをしっかり塗り込んだりすると、それだけで皮膚の表面が傷つき、肌が炎症を起こしてシミやシワとなってしまいます。CMでも〝摩擦レス洗顔〟というワードをよく聞くようになりましたが、顔を洗うときのポイントは、泡を両手にたっぷりつけてクッションのようにし、そのまま真っすぐに「押す」こと。指をすべらせたり、くるくるとこすって洗うのではなく、泡の圧で汚れを吸い取るイメージで押してください。そしてスキンケアについても同様で、化粧水、美容液、乳液、保湿クリームなどを塗るのはいいのですが、あまりにも多くの種類を塗りすぎると、それだけで肌に負担がかかってしまいますのでほどほどに。肌もシンプルイズベストです。摩擦が肌に良くないという意味では、顔の表面をコロコロ転がす美顔ローラーも、僕からするとその効果に疑問が残ります。

また、顔まわりのお悩みには、肌の老化だけでなく骨密度の低下も影響しているといわれています。人は年を重ねるにつれ、骨量が減少し質が低下していくものなんですが、とりわけ顔の骨は、他の部位の骨よりも早く薄くなり萎縮していきます。それにより、骨や筋肉をつなぎ留めている靭帯がゆるみ、皮下脂肪や表皮を支えきれなくなり、たるんだ印象になるのです。

なお、紫外線は目からも吸収され、最悪の場合、白内障の原因にもなってしまうため、日差しが強い日にはサングラスやUVカットの眼鏡をかけて目を守ることも大事です。外出時にサングラスをかけるのって海外では当たり前のことなのに、日本だとなぜか「芸能人気取り?」「カッコつけちゃって(笑)」といじられがちな風潮、あれってどうにかならないですかね？　また男性が日傘を差すことについても、「恥ずかしい」なんて声もたまに聞きます。でもここ数年は猛暑続きで熱中症になる人も急増していて、紫外線うんぬん以前に、命の危険が迫っています。ここでも昭和的な価値観を発揮してやせ我慢したり、人をバカにしたりしても、誰も幸せにならないし不健康になるだけです！　ただでさえ疲れやすく、衰えを感じがちな40代。若作りと思われたっていいじゃないですか。素直になって、紫外線から少しでも自分の身を守らねばなりません。もう周りの目なんて気にしている余裕はないはずですよ！

笑いの処方せん

不健康どころか
不幸にならないように！
肌も人間関係も摩擦が天敵でシュッ！

手遅れになる前にベストを尽くしたいのがヘアケア

「人は見た目が9割」というフレーズがありますが、その大きな割合をヘアスタイルが占めているのは間違いありません。特に女性の場合、昔から「髪は女の命」や「一髪、二化粧、三衣装」と言われていましたが、この時代の美的価値観に男女の境界線はなくなり始め、髪形だけでなく髪色を自由に遊べるようになりました。気分転換したいときに、簡単にイメージを変えやすいですよね。ただし、髪があればですが……。

お悩みまではいかなくても、アラフォー世代の中には、若い頃と比べて「ヘアセットがうまくいかない」「髪を触るとスカスカでボリュームがない」「髪のハリやツヤがない」と感じ始めている人も多いはず。いよいよ〝薄毛〟対策の出番かもしれません。

加齢による薄毛は男女共通ですが、その特徴や始まり方は、それぞれ少し異なります。大まかに言うと、男性の薄毛はいわゆる「ハゲていく」イメージで、女性はハゲるというよりも「ハリやコシがなくなって毛が細くなっていく」イメージです。

男性の場合、人口の約3分の1の方が男性型脱毛症（AGA）※4を発症するといわれています。髪の寿命というのは通常4～6年ぐらいと考えられていますが、AGAになるとそれが数ヵ月から1年と極端に短くなり、前髪のMの部分の後退と、頭頂部のOの部分の髪が抜けていきます。遺伝による毛根の感受性や、男性ホルモンであるジヒドロテストロンの分泌量の影響を強く受けやすく、年齢を重ねれば重ねるほど多くの人が直面する症状です。僕は薄毛専門クリニックでも働いているのですが、薄毛に悩まれている人って、数だけを見るなら40代以降が多いものの、悩みの深刻さでいうと20代や30代のほうが切実です。「同世代と比べて薄毛が目立つから」「自分の結婚式が近いから」という理由で来院される方がとても多いです。AGAは適切な治療をしていれば、年齢相応の毛髪量を取り戻してキープさせることを期待できます。逆に治療を中断すると、再び薄毛になってしまう可能性が非常に高いです。

一方、女性の薄毛の多くは、髪の分け目やつむじの地肌が透けた状態になります。エストロゲンという女性ホルモンが骨や毛髪の成長に関わる役割を担っていて、このホルモンが加齢により減っていくと、毛穴から出る髪の本数が少なくなったり、髪が細くなり、やがてハリやコシもなくなっていきます。また、男性と違う点はストレスや食生活、喫煙、過度のヘアケアなどの原因が複合して、薄毛の症状を引き起こしている場合が多いようです。

また、男性には髪の毛の寿命を延ばすプロペシアやザガーロ※5というお薬があるのですが、女性が服用するとホルモンバランスを乱す恐れがあり、特に妊婦さんや妊娠の可能性がある人は飲んではいけないどころか触ることすらしてはいけません。頭皮の血流を良くするためのマッサージや、保湿成分の入ったシャンプーや髪の内部に有効成分を補給するトリートメントなどで、薄毛対策をしましょう。女性専門の薄毛クリニックも今は増えており、気になる人はまず受診してもいいと思います。

そして40代以降のヘアケアといえば、白髪との向き合い方も大事です。白髪を招く要因として考えられているのは、栄養不足、血流不足、睡眠不足、喫煙、紫外線、ストレスなどが挙げられます。白髪が気になる人には白髪染めという手がありますが、染めてもすぐに伸びてくる、モグラたたきゲームのような日々にストレスをためている人もいるでしょう。でも、コロナの外出自粛期間に美容院へ行けず、しばらく髪を染められなかった人たちが、精神的にも金銭的にも楽になった自分に気づき、白髪を染めないグレーヘアに踏み切ったというケースも聞きます。髪の色はいかようにもリカバーできるので、その時の気分に合わせて、着せ替え感覚で金髪やグレーヘアの新しい自分を楽しんでみるのもオススメです！

薄毛やグレーヘアの方は僕の周りにもいますが、みなさんに共通しているのは堂々としているところ。そして、清潔感のあるところです。たとえば、初対面のミーティングで、ボサボサの寝ぐせをつけたまま現れた人に「仕事もいい加減そうだな」と感じたことはありませんか？　たとえ毛が薄くても、白髪まじりでも、きちんと身だしなみが整えられているのかが肝心なのです。

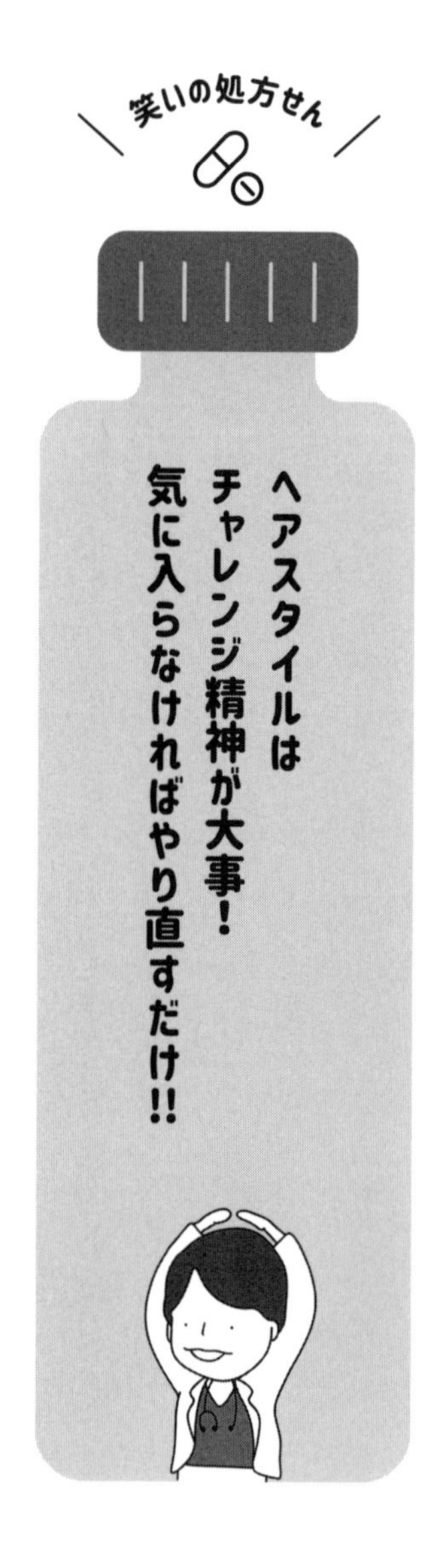

笑いの処方せん
ヘアスタイルはチャレンジ精神が大事！
気に入らなければやり直すだけ!!

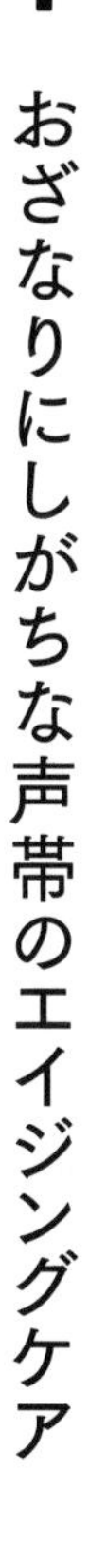

おざなりにしがちな声帯のエイジングケア

カラオケで十八番の曲の原曲キーが歌えなくなったり、日常会話でも少し声を出しづらくなっていませんか？　毎日深酒している影響で単に酒やけの人もいると思いますが（笑）、声帯にも老化現象が起こるんです。

僕たちは、肺から出た呼気が左右の声帯の間を通るときに、その声帯を細かく振動させることによって発声しています。喉（のど）仏の奥にある、声を出すための左右一対の小さなヒダ〝声帯筋〟とその周囲の筋肉を自在に操ることで声が出ているのです。それが、他の筋肉と同じように加齢によって少しずつ痩せ衰えていくと、左右の声帯がしっかり閉じなくなり、その間から呼気が漏れ出してしまいます。それが「声のかすれ」や「声が出にくい」現象の正体です。

さらに、声帯は気管へと続く道の入り口にあり、加齢によりその周辺の筋肉が衰えると、本来入るはずのない気管に飲食物が誤って入ってしまう誤嚥を誘発し、肺炎にもつながりかねません。これを誤嚥性肺炎と言い、2022年死亡原因の第6位でもあります。また、声帯を動かしている神経を〝反回神経（迷走神経）〟と呼ぶのですが、この神経が麻痺すると、誤嚥が起こったり、かすれた声（嗄声）になってしまいます。麻痺の原因として、肺がん、食道がん、甲状腺がん、胸部大動脈瘤、脳卒中、神経疾患などがあり、声がれやかすれた声が見られたときには病院受診をおすすめします。

声の高さにも変化が生じます。女性は更年期以降、女性ホルモンの分泌量が減ると声帯がむくんで太くなり、声が低くなる傾向に。一方の男性は、加齢とともに声帯の筋肉が萎縮して硬くなるので、声が甲高くなる傾向があります。歌番組などで往年のアイドルが当時の曲を歌う際に、原曲からキーが変わっているのはまさに声の老化対策でしょうね。ファンとしては寂しさを覚えると同時に、自らの年齢を顧みる瞬間でもあり、非常に複雑な気持ちにもなります。

声の老化を防ぐためにまず必要なのは、喉の保湿です。声帯は粘膜によって覆われているのですが、粘膜の弾性を保つためには潤いが欠かせません。喉を乾燥から守るために、水をこまめに飲んだり、喉あめや喉スプレーなどを効果的に取り入れたり、加湿器で部屋の空気が乾燥しすぎないようにしましょう。そして、姿勢も重要です。猫背の方やうつむいて話しがちな方は、肺から上がってくる呼気を遮ってしまうので、声の響きに影響が出てしまいます。正しい姿勢でたっぷりと息を吸って、発声量を増やしましょう。そして口呼吸もＮＧ行為。鼻呼吸をしながら、鼻腔で加湿した空気を喉に送ってあげましょう。寝ている間の口呼吸による喉の乾燥は、マスクをつけることで予防できます。また、糖質や脂質の多い食事、カフェインや炭酸飲料、アルコールを摂りすぎるのも胃酸が食道に逆流して「のどやけ」（いわゆる酒やけ）を引き起こしてしまいますし、喫煙も声帯の粘膜をむくませる働きがあるため、できるだけ控えましょう。そして人と笑顔で話したり、笑顔で歌ったりしましょう。笑うことは声にとっても大切です！

アメリカの心理学者アルバート・メラビアン氏の研究では、「人と人がコミュニケーショ

ンを取る際、見た目が55%、次いで声が38%という割合で影響を与えている。話の内容より、いい声で話すことが好印象につながる」と報告されています。

声も個性のひとつです。若く見られたいという思いで外見ばかり美しく整えても、声がガラガラだと疑惑の目を向けられてしまいます！　あなたらしいハリのある声を保つために、ぜひ声帯のアンチエイジングも忘れずに！

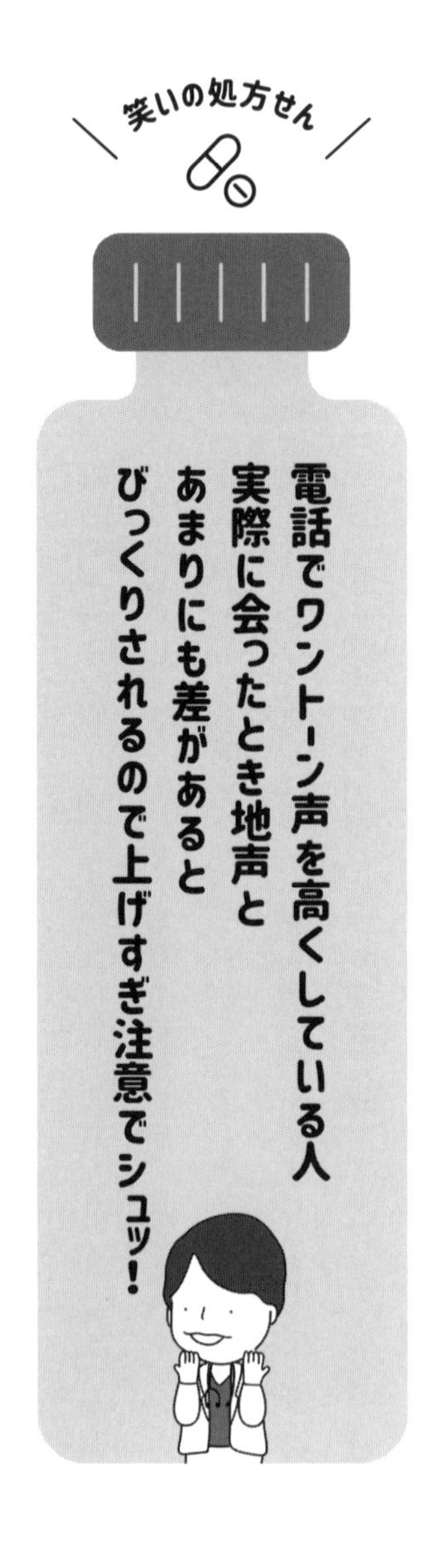

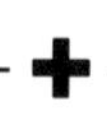

〝プチ整形〟という新しい選択肢

2000年代以降、レーザーや注射などのメスを使わない美容整形、いわゆる〝プチ整形〟が普及し、美容医療の裾野が一気に広がりました。それまで整形というと、どこかタブー扱いされていて「バレないようにこっそり済ませるもの」「指摘されても隠し通すもの」というイメージでした。ですが、韓流ドラマやK－POPアイドルの流行など韓国カルチャーの影響もあってか、日本人に「整形は身だしなみのひとつ」という韓国特有の価値観が浸透。SNSでもプチ整形への興味や、実際に整形したことを包み隠さずオープンにする人が急増しています。施術費用が日本よりも韓国のほうが安いという理由から、韓国整形ツアーが組まれるほどに。女性はもちろん、男性でも美容院に通う感覚、スキンケアをする感覚でハイフやボトックス注射を実行する人も増えてきたような気がします。

ハイフ（高密度焦点式超音波）とは、リフトアップ施術のひとつ。超音波の力で肌の真皮や皮下組織、そして筋膜に熱を当てることで、顔全体のたるみを引き上げたり、シワの改善、コラーゲンの生成促進、肌にハリ、ツヤを与えたりする効果があります。昔、理科の実験のときに虫眼鏡で太陽の光を集めた原理ですね。刺激への感受性には個人差があるのですが、麻酔もしてくれるので痛みもさほど感じません。効果が出るのは、こちらも個人差や機器によっても異なりますが、1〜2ヵ月後だといわれています。

一方のボトックス（ボツリヌストキシン注射）とは、表情ジワを抑制する注射施術のことです。眉をひそめたときにできる眉間のシワ、目を見開いたときのおでこのシワ、笑ったときの目尻のシワ。これらはすべて、皮膚の下にある筋肉の動きと連動しています。ボトックスとは、ボツリヌス菌※6が作る毒素、A型ボツリヌストキシンという成分を医薬品用に分解し、精製して無毒化したもの。アセチルコリンという筋肉を収縮させる物質を阻害することによって、筋肉の収縮や緊張を和らげる効果があり、もともとは眼瞼痙攣（がんけんけいれん）と呼ばれるまぶたの筋肉がピクピクと動く病気などに用いられてきました。エラやふくらはぎ、肩や首まわりの筋肉の緊張を和らげ縮小する効果や、脇汗を抑える効果もあります。注射後2〜3日で効果が出始めて1週間程度で安定化、2週間程度が効果のピークで、約4〜

6ヵ月持続するといわれています。

そして、ボトックスの効果を長期的に見たときに、筋肉を休ませる時間が増える分、将来的に小ジワなどができにくくなったり、繰り返し筋肉を動かし続け表情ジワが慢性化することでできる刻みジワもできにくくなるという効果も出る可能性があります。

ただ、良いことばかりではありません。注入量がうまく調節できなければ、効きすぎてしまい表情が不自然になる、左右非対称になる、といった副作用が出ることもあります。あとは打ち続けることで耐性ができ効きづらくなってしまうこともあります。信頼できるお医者さんにきちんと説明を受け、ご自身で納得して治療を受けることも大事ですね。

ちなみに、美容皮膚科にはシミやシワを気にされる方がたくさん来院されるのですが、**実はシミよりも、シワやたるみを改善したほうが若返って見えるんです。一見自分で目につくのはシミだったりするのですが、実は他人目線ではシワのほうが気になるという調査も出ています。**シミや小ジワなら、程度によってはヘアメイクで多少隠せるかもしれませんが、刻まれているようなシワやたるみは残念ながらごまかしが利きません。口元のほうれい線も、そもそもはたるみが原因で生じるものです。僕が老け顔対策に優先順位をつけるとするならば、最優先すべきは、顔のシワやたるみ解消。そういった意味でも、シワ・たるみに効果のあるハイフやボトックスは良いと思います！

個人差はあれど、ダウンタイムがほとんどなく副作用も多くない、外科手術に抵抗がある人も比較的気軽に受けることができるプチ整形。もし思った通りの見た目にならなかったとしても、半年ほどたてば元の見た目に戻りますからその意味でもリスクが低い。テレビや雑誌、YouTubeなど様々なメディアで、ハイフやボトックスのビフォーアフターを検証している特集が組まれていますので、気になる方はぜひチェックしてみてください。

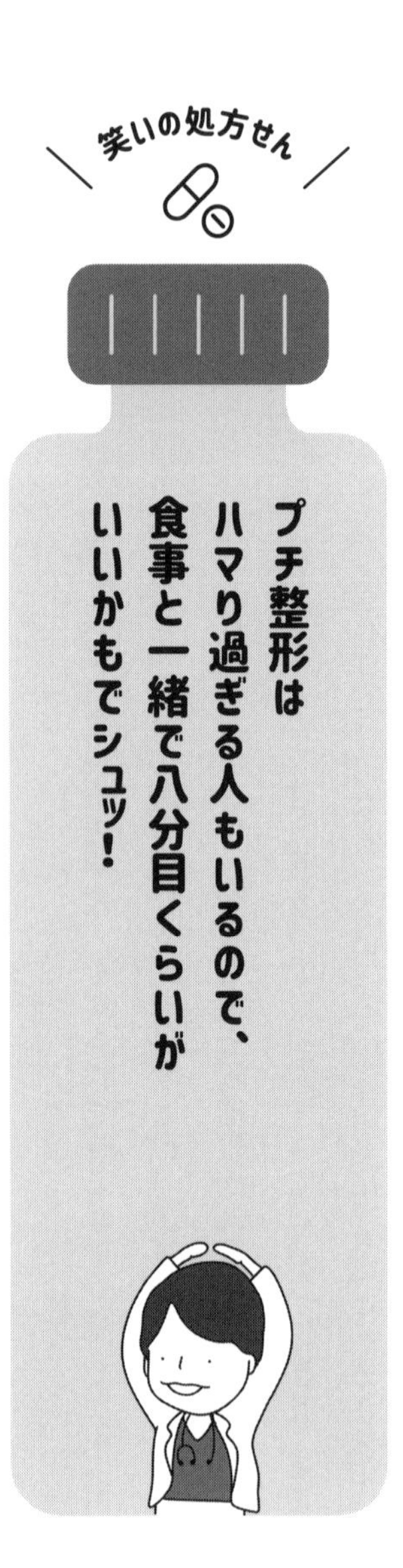

P.144
※1 **ダウンタイム** ―― 施術を受けてから、通常の生活に戻るまでの期間のこと。主なダウンタイムの症状は、痛みや赤み、腫れ、むくみ、内出血などがあり、期間の長さは、施術内容や患者の状態によって異なる。

P.150
※2 **肝斑**（かんぱん） ―― 頬やあご、鼻の下にできる薄茶色の色素斑で、多くは左右対称に同じ大きさ、形で現れ、境界がはっきりせずぼやけていることが特徴のシミ。30～40代で発生することが多く、女性ホルモンのバランスの乱れ、紫外線、摩擦などが原因といわれる。

P.150
※3 **トラネキサム酸** ―― 人工的に生成されたアミノ酸の一種。止血、抗アレルギー、抗炎症作用といった有効性が認められ、喉の腫れや口内炎の治療薬、歯磨き粉などにも使用される。メラニン発生を抑制する効果があるとされる。

P.155
※4 **男性型脱毛症**（**AGA**） ―― 成人男性特有の進行性の脱毛症で、生え際や頭頂部の毛髪が薄くなるのが特徴。特に20代以降の男性に多く見られ、日本人男性の3人に1人がAGAだといわれている。AGAとは「Androgenetic Alopecia」の略称。

P.156
※5 **プロペシアやザガーロ** ―― 男性型脱毛症（AGA）のための飲む治療薬。AGA治療に最も有効な薬のひとつとされる「フィナステリド（プロペシア）」「デュタステリド（ザガーロ）」を主成分とし、抜け毛の原因である「ジヒドロテストステロン（DHT）」の生成を抑制する効果がある。男性のみに使われ、女性はホルモンバランスに悪影響を及ぼす可能性があるため服用禁止。また子どもへの服用も、安全性や有効性が確立されていないため禁じられている。

P.164
※6 **ボツリヌス菌** ―― 食中毒の原因にもなる毒性の強いボツリヌス毒素を産生する細菌。

永い「おわりに」

50歳以降の生き方について考えてみた

ここまで、不摂生な生活を続けてきた人たちにとっては耳の痛い話が続いたかもしれません。この本をきっかけに、我慢したりごまかしたりする自分をちょっとでも見つめ直してくださったのなら本望です。それでもなお、ゴニョゴニョ理由をつけて価値観や生活習慣を変えたくないという頑固者もいることでしょう。それなら、第4章まで書き記したことをふまえて、40代以降の健康と生き方について改めて一緒に考えてみませんか？　この先、何も変えずに健康体で過ごせるなら構いませんが、不安を抱えたまま放置していると、どうしたって病気になるリスクも高まりますし、見た目の老化も加速していっちゃいますよ！

さて、見た目の老化といえば、こんなエビデンスがあります。ニュージーランドのダニーデンの病院で実施された老化研究（ダニーデン研究）によると、年齢が同じでも老化のスピードは必ずしも平等ではなく、個人差があり、「早く老いる人」「ゆっくり老いる人」がいるとわかりました。老化のスピードの7割は、偏った食事、睡眠不足、喫煙、ストレス、紫外線などの生活環境が影響していて、これらの悪影響が遺伝子に溜まっていき、結果的に「早く老いる人」「ゆっくり老いる人」の差につながっていくそうです。

その差が残酷にも如実に現れてしまいがちなのが、40代以降の同窓会です。みんな同じ年齢のはずなのにスタイルを維持していつまでも若々しい人と、昔の面影は微塵（みじん）もなく、もはや同級生だか恩師だか判別できないほどすっかり老けこんでいる人の〝見た目年齢〟の格差が歴然。学生時代と違って、年齢を重ねると同い年が一同に会するような機会はほとんどありません。老化を見て見ぬふりをしていた人にとっては「自分が想像以上に老けていた」ことを見せつけられる衝撃は大きく、地獄の時間を過ごすハメになります。今は多様性の時代、人と比べることはナンセンス、あるがままの自分で良い、それには完全同意しますが、でも気になるものは気になるのです。そんな悲劇を味わわないためにも、何度だって言います。

健康的な心と身体、そして美しくあるために努力することを諦めないでほしい。「年を取ったから仕方ない」と片付けるには、40代はまだ早すぎるのです。

いつか大切な記憶を忘れてしまうのか？

加齢と比例して、脳の機能は落ちていきます。運動不足や喫煙、過度な飲酒を繰り返して、肥満、高血圧、メンタルの問題などを放置していると、いよいよ心配になってくるのが認知症です。認知症とは、脳の病気や障害、薬剤など様々な原因によって認知機能が低下し、日常生活全般に支障が出てくる状態のこと。そのなかでもアルツハイマー型認知症のメカニズムには、脳内で作られるたんぱく質、アミロイドβが大きく関与しているといわれています。もともとは健康な人の脳にも存在する物質ですが、排出されずに脳にたまると、その毒性で神経細胞が死滅して脳が萎縮し、認知症を発症してしまうというのが有力な説です。しかもこのアミロイドβは、40代から蓄積されるともいわれています。アラフォー世代のみなさん、認知症予防を考える時期はもう始まっているんです。

症状については個人差があるので一概には言えませんが、「よく忘れ物や探し物をする」「数時間前にあったことを忘れてしまう」「同じことを何度も言ったり、聞いたりする」などのサインが出始めたら疑ってみてもいいかもしれません。気になる方は、精神科医の長谷川和夫先生が開発した認知症テスト「長谷川式スケール」がネット検索すると上がりますので、ぜひご自宅で家族、友人にチェックしてもらってはいかがでしょうか。そして、認知症の初期症状のひとつに〝物盗られ妄想〟といって、財布や現金、通帳などを身近な人に盗まれたと思い込んでしまう症状があります。一番親身に寄り添っているはずの家族が犯人扱いされ、介護疲れで疲弊してしまうケースもたびたび目にします。

認知症は特に自分で認めにくいもの。自分の老化に目を背け、周りの声も受け付けずに凝り固まった生き方の先に何が待っているのか。

記憶が抜け落ちていき、自分で自分がわからなくなってしまう未来なんて、身も心も健康だと自覚できている今はまだ想像できないかもしれません。でも不摂生を放っておいたら、こういう未来になる可能性が高まるかもしれないことは頭の片隅に入れておいていただきたいのです。

本書で書いてきた生活習慣や食生活の改善点は、認知症の予防につながるものばかりです。さぁ、今からもう一度読み直してみましょう！（笑） 経済的にも体力的にも余裕があり、正常な判断ができる今のうちにリスクを少しでも減らしておくことが、来たるべき50歳以降を幸せに過ごすための備えになりますよ。

信頼できる医者と出会いたい

もし突然、大病を患ってしまったことがわかったら、慌てふためくのも無理はありません。自分のがんばりだけではもはや手に負えなくなってしまった事実を知り、身体を病院に託す決断をしたとき、少しでも信頼できるお医者さんに出会いたいはずです。

僕が病院に行くとしたら、まずは事前に病院のホームページを見て、所属医の経歴や専門、症例数などをある程度調べてから行きます。そんな時間はなく、緊急の場合は事後に調べるのでもいいと思います。相手が信頼できる人かを見極めるのはとても難しいことですが、僕の場合は「過剰な思想の持ち主かどうか」を判断材料にします。今は医者がSNSで情報発信するケースも増えていますので要チェックです。コロナ禍では医療従事者を名乗る人たちが、マスク着用やワクチン接種に対してエビデンスが曖昧な、僕からすると若干行き過ぎた持論を投稿し、炎上してしまっているケースをいくつも見ました。たとえ正しいことを言っていたとしても、自分の考えだけを押しつけようとする人と一緒にいたいですか？　他人に対して攻撃的なところがないか、思想が偏っていないか、根拠がないことを言っていないか。思想的に疑わしい人は医者以前に人間としてリスペクトできないなぁと感じたらNG候補です。

病院側も完璧ではありません。高圧的な物言いの医者も、言葉足らずの医者も、少なからずいます。僕も実際に診察室で感じることですが、患者さんの「言いたいけど言えない」みたいな空気をひしひしと感じます。だから、初診でコミュニケーションがきちんと取れるかどうかはとても大事。中には、患者さんにきちんと説明をしないまま、処方薬を変更する医者もいるようです。

日頃の人間関係と同様に、医者と患者さんにも〝相性〟があります。相性最悪の医者にストレスをため、病院に行くのが億劫になるなんて本末転倒です。「このお医者さんとは合わない」と感じたら、違う曜日にして担当を変えるなり、別の病院に変えるなり、「親ガチャ」ならぬ「医者ガチャ」を回避しましょう。

主治医とは違う、別の医療機関の医師の意見も参考にする〝セカンドオピニオン〟を受ける人も多くなってきました。年配の医者と若い医者では治療方針が異なることも多く、年齢が上の先生ほどこれまでの経験と実績があるので、同じ糖尿病の薬を出すのでも自身の経験に基づいた薬を出そうとすることがあります。やはり年配の先生は今までその薬で治してきたという経験があるので使うのですが、近年エビデンスが豊富な新しい薬もたくさん出ていて、データ的には新薬のほうが良いのになと思うこともしばしば。ただデータとは関係なく、その薬じゃないと良くならないという患者さんもいますし、年配の先生の処方が参考になることもたくさんあります。ただそれはこちら側の話。ちょっとでも違和感を抱いたときは、セカンドオピニオンを受けることも考えましょう。

とはいえ、患者さん1人だけではなかなか見分けが難しいので、同じ病気を治療中の方たちが集まる「患者会」などで情報交換するのも選択肢のひとつです。

人によっては長期入院や手術を余儀なくされます。場合によっては、仕事を休職することになれば経済的な不安も抱えることに。でも、日本の医療保険制度は世界的に見ればかなり進んでいるんです。たとえば〝高額療養費制度〟は、医療費の家計負担が重くならないよう、その費用がひと月の上限を超えた場合、超えた額が払い戻される制度です。元気なうちに国の制度や保険について調べておくと、のちの自分を助けてくれるかもしれません。

全体を見ることで広がる選択肢

一般的に、僕たちが病院で薬をもらったり、手術をしたりする治療行為は、いわゆる〝西洋医学〟に基づいたものです。

西洋医学とは現代医学とも呼ばれていて、病院やクリニックにおいて、患者さんの状態を科学的に分析し病気やケガに対して投薬や手術で直接治療します。一方、西洋医学と対になる医学として知られているのが〝東洋医学〟です。東洋医学とは、その名の通り、今から約2000年以上前の東洋（中国）で、科学が生まれる以前から親しまれてきた医学のこと。経験的な医学とも呼ばれ、冷えやダルさ、食欲不振など原因がはっきりしない病気に対して、患者さんの体質や不調に合わせた投薬法を考え、自然治癒力を高めて身体の内側から根本的に治すことを目的としています。治療には、生薬（しょうやく）や漢方薬、鍼（はり）や灸（きゅう）などを用いるのが特徴。ちなみに〝つぼ〟も東洋医学の考え方のひとつで、つぼと呼ばれる経穴に熱を当てたり押したりすることで、身体の不調を改善します。たとえば足は第二の心臓と呼ばれるほど重要な場所で、特に足の裏は心臓から遠いところにあり血流が停滞するため、柔らかくほぐしてあげることが大事です。ほら、テレビ番組などで、マッサージ師がニコニコとドSな笑顔を浮かべながら足裏のつぼを押して出演者を悶絶させている映像、見覚えありますよね？　よっぽどの激痛なのか、番組では半ば罰ゲーム的に扱われることが多いんですが､痛みを感じる箇所によって身体のどこが悪いのかを突き止める、立派な治療法なんです。

西洋医学は、検査機器などで病原を見つけることができる〝即効性〟が特徴なんですが、効き目が鋭いために副作用があります。一方、東洋医学の薬は西洋薬に比べて副作用が少なく、予防医学としての側面もあるといわれるほか、更年期症状や不定愁訴（P140）といった漠然とした不調には適した医療だという考えもあります。ただしまだまだエビデンスに乏しいという声もあり、患者さん側も「本当に効果が出ているのか」「このまま飲み続けていいのか」という判断がなかなか難しい面もあります。

どんなことにもメリットとデメリットがあります。最近では、西洋医学と東洋医学を組み合わせた〝統合医療〟も浸透してきました。西洋医学を中心とした治療では治りきらない部分に、東洋医学の面からアプローチし、互いの短所を補い合い、長所を活用しながら健康を取り戻していくという「人」を中心とした考え方です。
もし病院を選ぶなら、2つの医学を知っておくと選択肢が広がりますよ。実際に診察時に西洋薬と漢方薬を併用するお医者さんも多く、僕も風邪を引いた患者さんには、カロナール（熱冷まし）やメジコン（咳止め）、トランサミン（喉の炎症を抑える薬）といった一般的な風邪薬と合わせて、麻黄湯（まおうとう）や葛根湯（かっこんとう）、小青竜湯（しょうせいりゅうとう）などの漢方薬を処方することも選択肢に入れています。

2つの医学の違いは、よく「木」と「森」の関係に例えられます。西洋医学は「木を見て、森は見ない」。東洋医学は「森を見て、木を直す」。つまり、前者が身体をパーツごとに区切って診断するのに対し、後者は身体全体を診て不調にアプローチするという考え方です。

仕事や人間関係も同じですよね。事態を収束させるために一時的に解決することも大事ですが、ロングスパンで見て根本的な問題点にも目を向けることで、環境を改善していく。頭を柔らかく持てば、解決のための選択肢はひとつではないんです。

〝おばあちゃん〟から元気をもらう

２０２５年、国民の約５人に１人が75歳以上の後期高齢者となり、超高齢社会に突入するといわれる日本。雇用や医療、福祉など様々な分野に影響が出るとされていますが、そんな時代を先取り（？）するかのように、いま僕は〝おばあちゃん〟と一緒に漫才をしています。血のつながった本当のおばあちゃんではありません。「医者とおばあちゃん」というユニットの相方です！

おばあちゃんの存在を知ったのは、山田ナビスコさんという、吉本の若手芸人のライブに長年関わっている作家さんからの紹介でした。もともとナビスコさんからは「認知症予防の指体操みたいな医者ネタをやれば、老人ホームでライブもできるね」とアドバイスを受けていたんですが、そんなナビスコさんに「ＮＳＣにしゅん

Pの相方にピッタリの人が入ってきたよ」と教えてもらったのが、当時71歳のおばあちゃんでした。

後日、そんな噂のおばあちゃんとライブで一緒になったんですが、70代とは思えないバイタリティに圧倒されまくりでした！　おばあちゃんは、若い頃に造船所の設計部で働いた後、38歳で乳がんを、45歳のときには子宮がんを経験し、お兄様の介護も経験されたそうです。その後、47歳で大学に入学し、乳がん経験者と下着の関係についての論文を発表。定年後は高齢者劇団に入団し、舞台についてもっと勉強したいと考えたどり着いた先が、なぜかＮＳＣ吉本総合芸能学院！　卒業後はシルバー川柳のネタでピン芸人として活動し、２０２３年にはオーディションで勝ち上がり、最高齢でめでたく神保町よしもと漫才劇場の所属メンバーとなりました。それにしても、ビートたけしさんや西川きよしさんと同い年の若手芸人って……世界線がバグッていますよね（笑）。

おばあちゃんと会った日の夜、ＳＮＳに「吉本に後輩ですが75歳の『おばあちゃん』という芸名のピン芸人がいるのですが、今日劇場でお会いしたので写真を撮ったら完全にただの『医者と患者』になりました」と写真と一緒に投稿したところ、これがめちゃくちゃバズりまして、そのとき、「ユニットとして売れるかもしれない！」と光が見えました。よこしまな気持ちを抱える自分にほんの少しの罪悪感を感じつつ、ちょうどその頃、Ｍ－１の一回戦の応募の締切日が１週間と迫っていたので、おばあちゃんを誘って、「医者とおばあちゃん」というユニット名で応募しました。

ネタ作りは、僕がベースの台本を書いて、おばあちゃんと話し合いながら決めていくスタイル。ある日、おばあちゃんが医者への不満を話し出して止まらなくなったときがあったんですが、その暴走ぶりが面白くて漫才にしたこともありました。

この変わった相方とユニットを組むことになって気をつけていることがいくつかあります。たとえば、ネタ合わせは基本的に日中行います。深夜の稽古なんてご法度。夜は早めに寝て、メラトニンをたくさん分泌してもらわないとなりません！

そして、ネタ合わせなどのときは、おばあちゃんのご自宅近くまで出向くようにしています。他にも、重い荷物は持ってあげたり、聞き取りやすいように声は大きく張りぎみにしたり。僕らの関係性を知らない周りの人が見たら本当のおばあちゃんと孫に見えると思います（笑）。おばあちゃんは同世代の女性に比べたらすこぶる元気なほうですが、それでもネタを覚えるのには少し時間がかかってしまうので、大事なことは繰り返し伝えるようにし、丸覚えしなくちゃいけないようなネタは書きません。そして何より大事なのは、おばあちゃんの心臓に負担がかからないよう、プレッシャーを感じさせない雰囲気づくりです。漫才中は、おくすり手帳をカンペ代わりに使ったり、ネタが飛んでしまったおばあちゃんにコソコソと耳打ちで教えたら、それもネタだとお客さんに勘違いされて大爆笑が起きたこともありました（ラッキー！）。結局、Ｍ－１は３回戦で敗退してしまったのですが、僕たちのネタを面白がってもらえたからか、最近ではユニットでの仕事も増えてきました。

おばあちゃんは、がんサバイバーであり、家族の介護も経験されるなど、言わば人生の酸いも甘いも経験されてきた方。しかしながら、転んでもただでは起きないポジティブさが魅力なんです。70歳を過ぎて芸人として新たな人生を謳歌しているおばあちゃんは、そばで見ていても日々若返っているなと思いますし、医師である僕と一緒だから安心できるとも言ってくれていて。考えてみたら、「かかりつけ医が常に隣にいる」状態は確かに心強いかも（笑）。芸人の世界って、楽しい面もありつつ「売れるか売れないか」「結果を出さないと」みたいな、常に刺激と緊張感に満ちた世界です。もちろんそうした刺激の数々は僕を成長させてくれますが、一方で、おばあちゃんと仕事をしているとすごく穏やかでいられるんです。おばあちゃんを見ていると、結果を出すことよりも「何事も楽しんでやる」というマインドで臨んだほうが、自然と良い結果につながるのだということを実感します。

健康について学び、周りの人たちの不調に気づいてあげることがいかに大切か、これはまさにおばあちゃんとの出会いで気づかされたことでもありました。おばあちゃんといることで、僕も自然と健康体に近づいて、元気でいられるような気もします。そんなおばあちゃんも今年で77歳の喜寿。まだまだ元気でいてほしいですね。きっとみなさんのまわりにも、ご年配の方がいると思います。これから人生の後半戦を迎えるにあたって、おばあちゃん＆おじいちゃんから学ぶべき幸せな生き方のコツがあるかもしれませんよ！

笑いは健康に……いいに決まってる！

人生１００年時代といわれるようになった昨今。僕自身、人生の折り返し地点がまるで蜃気楼のようにうっすらと見えてきて、終焉までのカウントダウンが始まったような気がしてきました。ちょっと大げさかもしれませんが、毎年春には「あと何回この桜を見られるのだろう？」なんてため息まじりに少々センチメンタルな気持ちになったりします。

もともと僕は医学部時代にお笑いにハマッて、「人を笑わせて、幸せにすることができる芸人さんってかっこいいな」と感動し、NSCに入りました。

時が経ち、医師と芸人を両立しながら、「僕にしかできないことはなんだろう?」と自分の存在意義をちょっとずつ考えるようになった今、確信に変わったことがあります。それは「笑いは人を健康にする」ということです。

笑いがもたらす健康効果は、医学的にも実証されています。たとえば1991年に「なんばグランド花月」で、がん患者を含む男女19人対象に吉本新喜劇を鑑賞してもらった実験。人間には、身体に悪い影響を及ぼす物質を退治する働きを持つ免疫細胞=NK細胞(ナチュラルキラー細胞)があるのですが、被験者が大笑いした後の血中のNK細胞の活性率を調べたところ、基準度より低かった人の活性率が上昇しました。笑うと免疫力がアップすることが証明されたのです。また2003年に筑波大学の研究者と吉本興業が糖尿病の患者さんを対象にした実験で、食事をした後に「単調な講義」と「B&Bのしゃべくり漫才」をそれぞれ見てもらい、直後の血糖値の上がり方を比較。すると、血糖値が上がった前者に対し、笑いが起きた漫才はその上昇がゆるやかだったという結果が出ました。他にも、大阪大学大学院医学系研究科の研究では、笑いの頻度が多いほうが認知症のリスクが低くなることもわかっています。

人は笑うことによって、脳の働きが活性化して血行も良くなり、自律神経のバランスが整います。そして笑いは〝副作用のない〟最良の薬でもあります。食べすぎ、飲みすぎは、身体にもお財布にもダメージを食らいますが、〝笑いすぎ〟はメリットばかり。だからどんどん笑って、健康になりましょう。炎上や暗い話題も多いSNSやYouTubeの中で、自分のために笑いをうまくキャッチしていきたいものですね。

芸人という職業柄、僕は「笑う」だけでなく「笑わせる」ことも常に意識していますが、これもまた最高の健康法だと思っています。ネタを考えるために頭を使ったり、日常的にメモを取ったり、人前に出ることで外見も意識するので美容にもつながっていると感じるんです。ハードルが高く感じる人もいると思いますが、笑いのネタって日常に転がっているものです。僕の〝医者あるある〟もそう。「外科医は酔ったら裸になりがち」「整形外科医はチャラいやつ多い」とかはすべて僕の体験談。だからみなさんの日常にも、きっと笑いに変換できるネタがあるはず。「日々に小さな笑いを」。そんな心がけが積み重なっていけば、この世の中はもっともっと良くなると思うんです。

日本には古くから「笑う門には福来たる」ということわざがあります。でも東日本大震災やコロナ禍では「笑いは無力」と言われ、笑顔のコミュニケーションが一時的に失われてしまいました。僕もコロナ禍で芸人の仕事がなくなりましたが、そのときに「やっぱり自分は心の底から芸人の仕事が好きだ」と痛感したんです。気持ちが塞ぎ込みやすい世の中だからこそ、芸人としてたくさんの人に笑ってもらいたい、と。そして、その気持ちは医師としても同じでした。病気を治して患者さんに笑ってもらいたいんです。

この本の「おわりに」も長くなりましたが……

健康でさえいられれば、僕らの晩節も思っていたより永いかもしれません。

僕の夢は、芸人としてもっと知名度を上げつつ、ピン芸人の賞レースであるR-1グランプリで優勝することです。おばあちゃんとのユニットでM-1グランプリ史上最高齢優勝も実現したいです。そして日本全国を医者芸人として周り、ネタや講演をして、笑いと医療知識でたくさんの人に健康になってもらいたいです。

この本のためにアドバイスをくださった埼玉みらいクリニックの岡本宗史院長とシロノクリニックの大野由実先生、そしてステキなイラストを描いてくださった、すぐる画伯に心から感謝いたします。

読者のみなさんの人生も、これからまだまだ永いはず。
年を取っても、ともに夢を持って、お互い支え合ってがんばりましょう。
みなさんと、どこかでお会いできたら嬉しいでシュッ！

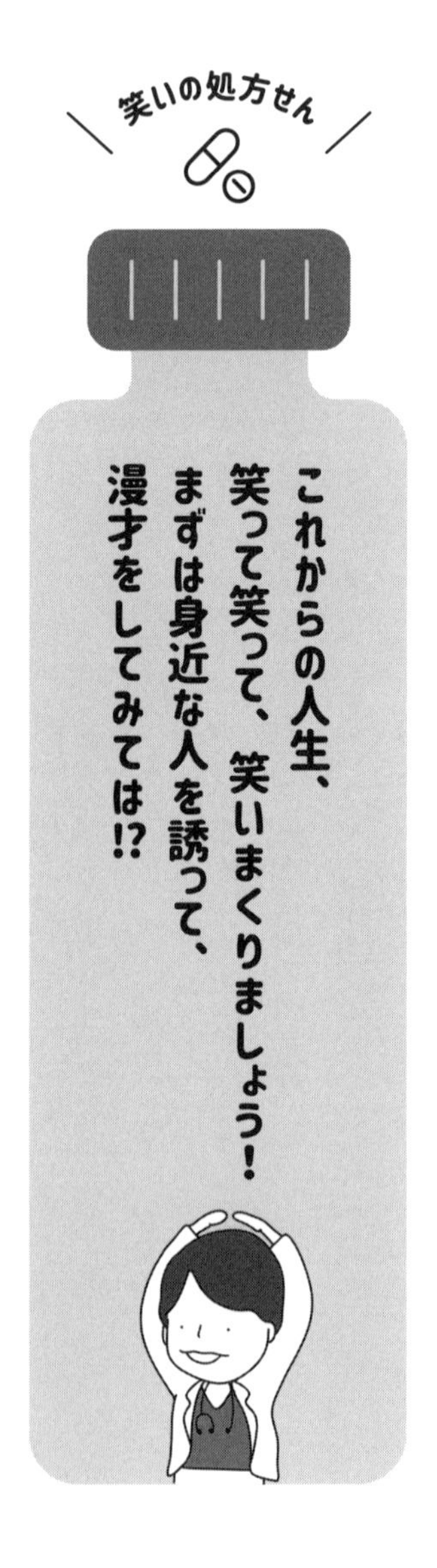

笑いの処方せん
これからの人生、
笑って笑って、笑いまくりましょう！
まずは身近な人を誘って、
漫才をしてみては!?

しゅんしゅんクリニックP

1983年7月2日生まれ。群馬県前橋市出身。吉本興業所属のお笑い芸人兼医師。アイドルグループ「吉本坂46」メンバー。

2008年、群馬大学医学部医学科卒業。NSC東京校16期卒業後、2011年に漫才コンビ「フレミング」を結成して舞台を中心に活動するも2016年に解散。ピン芸人に転向後、医者あるあるの歌&ダンスネタ「ヘイヘイドクター」が注目を集めてブレイク。以降、テレビや舞台、YouTubeをはじめ、学園祭や医学系学会にも多数出演するなど、幅広い活動を行っている。史上最高齢で神保町よしもと漫才劇場の所属芸人となった"おばあちゃん"との漫才ユニット「医者とおばあちゃん」としても活動中。

芸人活動の傍ら、医師として都内近郊のクリニック(内科・美容皮膚科)に勤めるなど、臨床現場にも精力的に携わり続けており、その経験を生かしてYouTubeでも医療情報を発信している。

- オフィシャルサイト —— https://shun-p.net
- YouTube ———— @ShunShunClinicP
- Instagram ———— @shun.miyamoto
- X ———————— @fleming_miya
- TikTok ———— @shunshuncp0702

40歳を過ぎると
なぜ
健康の話ばかりしてしまうのか？

2024年4月23日　初版発行

著者　しゅんしゅんクリニックP

発行人　藤原寛
編集人　新井治

編集　井澤元清
構成　平井万里子
装画　すぐる画伯
営業　島津友彦
装丁　三宅理子

発行　ヨシモトブックス
〒160-0022　東京都新宿区新宿 5-18-21
TEL 03-3209-8291

発売　株式会社ワニブックス
〒150-8482
東京都渋谷区恵比寿 4-4-9　えびす大黑ビル
Tel：03-5449-2711

印刷・製本 株式会社 光邦

ISBN978-4-8470-7408-0
C0077　¥1400E

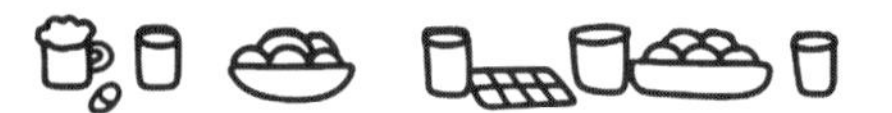